クリニカルパス用語解説集
第2版

監修　一般社団法人 日本クリニカルパス学会

Clinical Pathway

サイエンティスト社

第2版　序文

　用語解説集の初版が出てから5年後に増補改訂版を出し、さらに5年が経過した。日本クリニカルパス学会も発足以来20年以上が経ち、どの病院にもクリニカルパスがあって当然になった。そして、初版執筆時には若手であった本書の編集委員も超ベテランとなった。そろそろ引退を企む時期ではあるが、現役でパスを運用しているうちに、用語解説集を最新の内容にリニューアルして、次世代にも活用してもらおうという意気込みで第2版を企画した。

　増補改訂版はその名称どおりに、初版の内容を時代の流れに沿って、追加、補足、改訂するというコンセプトで編集した。パスの普及と用語の理解に重きを置いて、多少は執筆者の思いも包含した記述となっていた。

　第2版においては、著者に個人的な意見は述べずに、できるだけ客観的な用語解説文にするようにと無理なお願いをしたが、お陰さまで簡潔明瞭で理解しやすくなった。

　書式と枠組みや用語の抽出などについては、初版の形式を踏襲させて頂いた。初版は非常に含蓄のある内容であり、初版と増補改訂版の読者におかれては、読み比べるとパスに関する用語の変遷や歴史も解って、より興味深く読んでもらえると思われる。

　第2版は多くの会員のご要望にお応えして、より購入しやすいように一般書店や通販でも流通するようにした。なお、学会の資格認定試験においては、用語の理解が特に重要となるので、本書が効率的な学習のお役に立つことができれば幸いである。

　最後に何かと注文の多い原稿の締め切りを順守して下さった執筆者の方々、多忙のなかを何度も編集会議に集まって知恵を絞って頂いた自称比較的若手の編集委員各位、そして最も多大なご尽力を頂いた事務局ならびにサイエンティスト社に深甚の謝意を申し上げる。

2019年6月　山中　英治
一般社団法人 日本クリニカルパス学会 学術・出版委員会 委員長

執筆者一覧

石橋　克彦	中国電力株式会社中電病院
今田　光一	高岡整志会病院
岡本　泰岳	トヨタ記念病院
勝尾　信一	福井総合病院
河村　進	四国がんセンター
木佐貫　篤	宮崎県立日南病院
久保田聰美	高知県立大学
小林　美亜	静岡大学創造科学技術大学院
齋藤　登	獨協医科大学埼玉医療センター
瀬戸　僚馬	東京医療保健大学
副島　秀久	済生会熊本病院
高金　明典	函館五稜郭病院
高瀬　浩造	東京医科歯科大学
田中　良典	武蔵野赤十字病院
外山　聡	新潟大学医歯学総合病院
中　麻里子	大阪市立大学医学部附属病院
舩田　千秋	名古屋大学医学部附属病院
町田　二郎	済生会熊本病院
宮﨑　美子	昭和薬科大学
森崎　真美	済生会熊本病院
山中　英治	若草第一病院
吉田　茂	医療法人葵鐘会

（五十音順）

目　次

序文 ……………………………………………………… 山中　英治　iii

A　形式 …………………………………………………………………… 1
- A1　医療者用パス …………………………………… 今田　光一　 4
- A2　患者用パス ……………………………………… 石橋　克彦　11
- A3　アルゴリズム型パス …………………………… 吉田　　茂　15
- A4　その他のパス …………………………………… 勝尾　信一　21

B　機能 ………………………………………………………………… 25
- B1　基準 ……………………………………………… 久保田聰美　27
- B2　アウトカム ……………………………………… 中　麻里子　30
- B3　バリアンス ……………………………………… 勝尾　信一　34
- B4　ベーシックアウトカムマスター ……………… 副島　秀久　41

C　手法 ………………………………………………………………… 45
- C1　標準化 …………………………………………… 岡本　泰岳　47
- C2　EBM ……………………………………………… 外山　　聡　51
- C3　クリニカルインディケーター ………………… 小林　美亜　54
- C4　ナレッジ・マネジメント ……………………… 山中　英治　56
- C5　パス活動 ………………………………………… 勝尾　信一　59

D　診療記録 …………………………………………………………… 63
- D1　診療録 …………………………………………… 瀬戸　僚馬　65
- D2　看護記録 ………………………………………… 森崎　真美　72
- D3　薬剤記録 ………………………………………… 外山　　聡　75
- D4　栄養記録 ………………………………………… 山中　英治　78
- D5　その他 …………………………………………… 久保田聰美　81

E	電子パス		85
	E1 電子カルテ	瀬戸　僚馬	87
	E2 電子化	河村　進	93
	E3 電子カルテ特有のパス用語	今田　光一	96
	E4 マスター	町田　二郎	100

F	医療の質管理		107
	F1 チーム医療	齋藤　登	110
	F2 医療安全	高瀬　浩造	112
	F3 感染対策	宮﨑　美子	117
	F4 褥瘡対策	河村　進	121
	F5 周術期管理	高金　明典	125
	F6 専門・認定制度	久保田聰美	127

G	制度		131
	G1 医療連携と診療報酬制度	瀬戸　僚馬	133
	G2 国際統計分類（ICD）	舩田　千秋	139
	G3 DPC	小林　美亜	143

H	医療連携とパス		147
	H1 連携のパターン・医療施設	今田　光一	149
	H2 連携業務	木佐貫　篤	154
	H3 連携パス	田中　良典	158

索引	163

A
形式

- A1 医療者用パス …………………………………… 4
- A2 患者用パス ……………………………………… 11
- A3 アルゴリズム型パス …………………………… 15
- A4 その他のパス …………………………………… 21

A 形式

　クリニカルパスにはさまざまな形式があり、1つのパスにこれらの形式を揃えて用いられるのが通常である。

　まず、パスの使用者により大きく「医療者用パス」と「患者用パス」に分かれる。

　医療者用パスは、医師や看護師、その他のメディカルスタッフが患者に対する医療ケアの介入計画の確認と遂行状態のチェック、目標とする患者状態の確認を行うために用いられるもので、薬剤名と投与方法、看護計画、観察項目、指導計画などが時系列に記されている。他のスタッフの業務実施状況や患者状態などの情報をここで共有し、チーム医療の円滑化や安全管理に有用となるように作成されている。その基本形式はオーバービュー、日めくり式、アルゴリズム図の3つからなる。

　一方、患者用パスは、標準的な治療ケア計画を患者や家族にとってわかりやすいように記したインフォームド・コンセントのツールで、患者や家族が治療方法の選択や入退院の準備をスムーズに進められるよう図られたものである。患者用パスは通常オーバービューの形で作成、使用されており、患者自身も治療に参画できるよう自身がチェックする欄が設けられたものもある。患者用パスは栄養状態や褥瘡の評価と対策に関する事項や署名など所定の欄を設ければ、「入院診療計画書」の文書（医科診療報酬点数表に記載する診療等に要する書面　別添6の別紙2、別紙2の3（**図A1-1**））とすることが認められる事例も多く、事務作業の削減にも有効である。

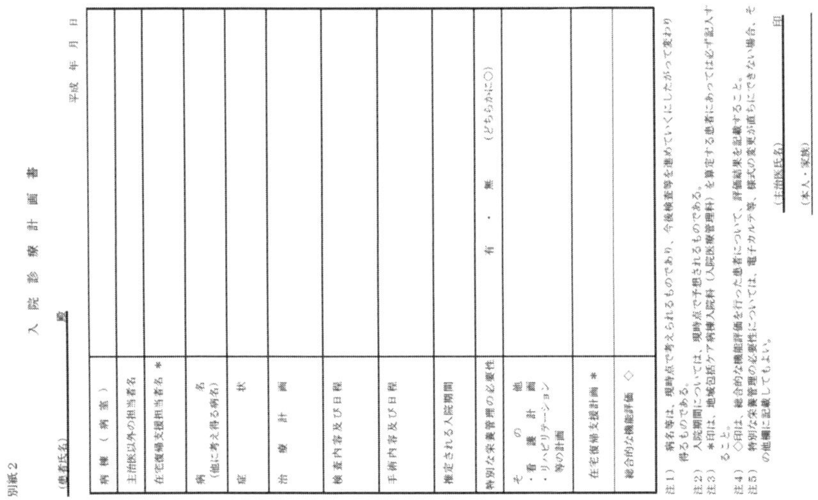
別紙２

入　院　診　療　計　画　書

（患者氏名）　　　　　　　　殿

平成　年　月　日

病棟（病室）	
主治医以外の担当者名	
在宅復帰支援担当者名 ＊	
病名（他に考え得る病名）	
症状	
治療計画	
検査内容及び日程	
手術内容及び日程	
推定される入院期間	
特別な栄養管理の必要性	有　・　無　（どちらかに○）
その他 ・看護計画 ・リハビリテーション等の計画	
在宅復帰支援計画 ＊	
総合的な機能評価 ◇	

注１）　病名等は、現時点で考えられるものであり、今後検査等を進めていくにしたがって変わり得るものである。
注２）　入院期間については、現時点で予想されるものである。
注３）　＊印は、地域包括ケア病棟入院料（入院医療管理料）を算定する患者にあっては必ず記入すること。
注４）　◇印は、総合的な機能評価を行った患者について、評価結果を記載すること。
注５）　特別な栄養管理の必要性については、電子カルテ等、様式の変更が直ちにできない場合、その他欄に記載してもよい。

（主治医氏名）　　　　　　印

（本人・家族）

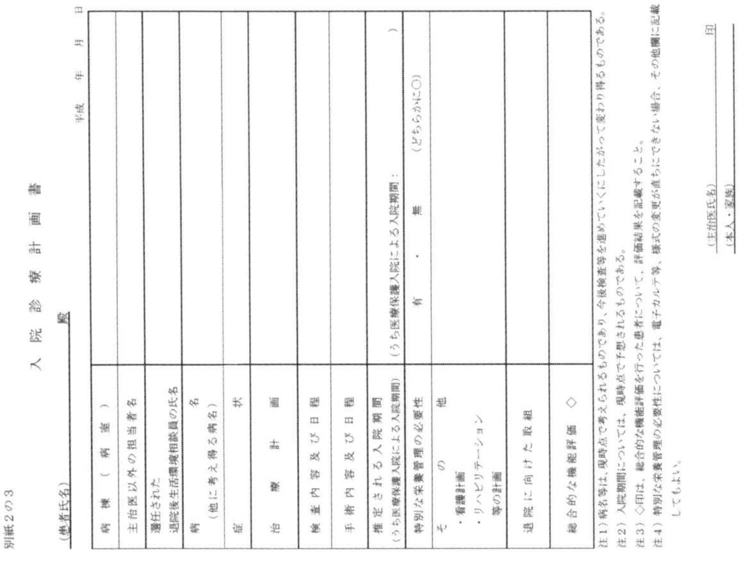
別紙２の３

入　院　診　療　計　画　書

（患者氏名）　　　　　　　　殿

平成　年　月　日

病棟（病室）	
主治医以外の担当者名	
選任された退院後生活環境相談員の氏名	
病名（他に考え得る病名）	
症状	
治療計画	
検査内容及び日程	
手術内容及び日程	
推定される入院期間（うち医療保護入院による入院期間）	（うち医療保護入院による入院期間：　　　）
特別な栄養管理の必要性	有　・　無　（どちらかに○）
その他 ・看護計画 ・リハビリテーション等の計画	
退院に向けた取組	
総合的な機能評価 ◇	

注１）病名等は、現時点で考えられるものであり、今後検査等を進めていくにしたがって変わり得るものである。
注２）入院期間については、現時点で予想されるものである。
注３）◇印は、総合的な機能評価を行った患者について、評価結果を記載すること。
注４）特別な栄養管理の必要性については、電子カルテ等、様式の変更が直ちにできない場合、その他欄に記載してもよい。

（主治医氏名）　　　　　　印

（本人・家族）

図A1-1　医科診療報酬点数表に収載されている入院診療計画書

出典：厚生労働省ホームページ
（https://www.mhlw.go.jp/file/06-Seisakujouhou-12400000-Hokenkyoku/0000205633.pdf［2019.4.4］）

A1 医療者用パス
clinical pathway for medical staffs

■ 医療者用パスの構成
パスは、医療者用パスと患者用パスがあるが、医療者用パスは基本的に、「オーバービューパス」、「日めくり式パス」、「アルゴリズムパス(プロセスチャート、フローチャート)」の3つのコンテンツで構成される

　電子パスにおいてもこの構成はほぼ踏襲されている。医療者用パスは医師や看護師だけではなく、多職種共同で行う医療ケアプランであること、アウトカムを設定し評価しながらパスの内容を患者に照らし合わせて検討、必要に応じて変更追加して進めるという点が単なるチェック表、進行表と異なる点である。

■ オーバービューパス
クリニカルパスの基本的な形式で、横軸に時間軸、縦軸にはアウトカムとその判定基準である観察項目、介入項目を並べ、どの日(時間)にどのタスクを実行するかという日程表/予定表形式の診療計画(図A1-2)

　治療ケア予定の一連の流れ、全体の予定を把握でき、単にオーバービューとよばれることもある。縦軸の介入項目には薬剤、注射、検査といった医療介入項目以外に、看護観察、清潔保持、栄養、安静度、指導、カンファレンスなどといった看護師や医療チーム各スタッフが関与するものも記入され、単に予定表として用いるだけではなく、各項目の指示実施表として用いられることもある。

■ 日めくり式パス
オーバービューパスの1日分の詳細な医療ケア内容と観察項目、介入項目を示したもの

　オーバービューパスが治療ケアの開始時から終了まで(入院の場合の多

カレンダー	1日目	2日目	3日目		4日目	5日目	
起算日数			手術前	手術後	術後1日	術後2日	術後3日
アウトカム	・身体的準備が出来ている			・合併症の症状・所見がない ・手術経過に問題がない			→
	・手術について理解できる			・疼痛のコントロールが出来ている ・バイタルサインが安定している		→	・感染の兆候がない
				・良肢位の保持ができる			・松葉杖歩行
				・意識レベルの低下がない	・貧血の症状所見がない	・食事摂取ができる	
観察項目 (達成基準・アセスメント)	・治療計画が言える ・抗血小板薬中止 ・検査結果	・手術麻酔に対する不安の訴えなし ・必要物品が準備できる	・PS ・スキントラブルがない …	・しびれがない ・SpO2 > 90 ・BP > 90 ・排液量 < 50 ・JCS 正常	・腓骨神経麻痺症状がない ・SpO2 > 90 ・BP > 90 ・排液量 < 50 ・JCS 正常 ・Hb > 8.5	・摂食 > 50% ・フェイススケール2以下 …	・両松葉杖で歩行ができる ・フェイススケール2以下 ・創部の主張がない …
タスク	検査				□血ガス	□採血 □胸部XP		
	点滴・注射			□ソリタT3 500 □セファゾリン 1g	□ソリタT3 500×3 □セファゾリン 1g			
	投薬							
	バイタル				4検	3検	2検	→
	栄養			食事止		常食再開		
	安静/清潔		シャワー				シャワー	
	教育/指導	・治療説明						

図A1-2　オーバービューパスの基本形

くは、入院日から退院日まで)の一連の治療ケア内容の標準プランを時系列の予定で示しているのに対し、日めくり式パスはその中の1日ごとの内容を詳細に示し、多くの場合、項目ごとに記載・評価するシートとなっている。紙ベースの場合、日めくり式パスへ記録・評価したものを、指示実施シート、看護経過記録とみなすことができる(**図A1-3**)[1]。電子パスにおいては、該当項目をクリックすることで実施入力、経過記録入力画面とリンクするようになっているものが多い。

A1 医療者用パス

患者名			主治医			担当看護師		
月 日(1日目) 曜日					OC	VC	時刻	内容/アクション

アウトカム
- 呼吸状態が安定している
- 循環動態が安定している
- 離床ができる
- 創痛のコントロールができる
- 創痛以外の苦痛のコントロールができる
- 創部が問題ない
- **ドレーン抜去**(T 20・H 12・C 52・C 54)
- **異常な腹痛を訴えていない(予期せぬ合併症)**(H 99)
- 腸管麻痺が改善する
- **食事が開始できる**(T 15・H 07・H 17)

担当	フルネーム	サイン	担当	フルネーム	サイン
6時			20時		
10時			0時		
14時			3時		

検査・処置 T
16	6時:バルーン抜去	
16	自尿確認	
20	ドレーン抜去	
56	Epi抜去	
18	創ノベクタン	
02	採血(B 3, M 1, L 1, γ-GTP, CRP)	
04	胸・腹部X線	
10	術後点滴(500 ml×1〜2本)	
10	セファメジン1 g×2回(朝・夕)	
09	ロキソニン・セルベックス処方	
09	内服再開	
17	清拭	
15	昼〜水分開始	
15	夕〜全粥開始	

		6時	10時	14時	20時

患者状態 H
02	体温 37.5℃ 未満	
04	呼吸数 12〜30/min	
05	心拍数 50〜100/min	
03	血圧 80〜80 mmHg	/ / / /
08	尿 150 ml/4 h 以上	
04	呼吸苦がない	
16	チアノーゼがない	
04	肺 air 入り良好	
04	肺雑音がない	
04	喀痰自力排出可能	
13	創痛がない(鎮痛剤の追加が不要)	
17	腹鳴(弱くても聞こえる、金属音でない)	
17	腹満がない	
17	午後から排ガスあり	
07	水分摂取できる	
07	食事摂取量(摂取量を記入)(夕食合計NST 3点以上)	主/副 朝 昼 夕 計 /24
12	ドレーン排液の性状・量(黄色または血性ではない)	
11	創部の異常がない	
99	創痛以外の腹痛の訴えがない	
17	嘔気・嘔吐がない	

活動 F
| 01 | 病棟内自由 昼から歩行 | |

知識・教育 K
01	痛み止めを使って離床を勧めることを理解している	
52	疼痛を我慢する必要がないことを理解している	
05	全量摂取の必要がないことを理解している	
06	本人が退院予定日を理解している	
06	家族が退院予定日を理解している(キーパーソン:)	

合併症 C
| 52 | 術後出血がない | |
| 54 | 胆汁漏がない | |

共有情報・その他

クリティカルインディケーターの達成
□できた □できていない
医師サイン ＿＿＿＿

注:太字・斜体はクリティカルインディケーターを示す。

©Saiseikai Kumamoto Hospital

図A1-3 日めくり式パス
済生会熊本病院で電子パス導入以前に使用していたもの
(医療記録が変わる!決定版 クリニカルパス,2004,p29,医学書院[1]より転載)

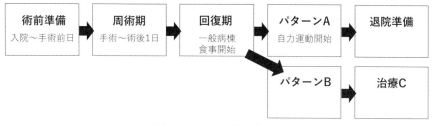

図A1-4　アルゴリズム図
各単位にはさまざまな呼称がある

■ アルゴリズムパス、プロセスチャート、フローチャート

オーバービューパスを作成する際に用いられる、全体の治療予定をいくつかのステップ(フェーズ)に区分し、つなぎ合わせたアルゴリズム図(図A1-4)(A3参照)

　パスを使用する現場においても、この図を用いると全体の治療経過の中でいまどのステップにいるのかがわかりやすい。パスにはいくつかの分岐をもつアルゴリズムも存在するため、「ステップ」、「フェーズ」という段階的な意味合いを持つ単語ではなく「ユニット」、「ミニパス」、「モジュール」といった名称も用いられている。

　電子パスではアルゴリズムは、オーバービューの画面に併記される場合や独立した画面に表示される場合がある。

■ オールインワンパス

指示箋、看護記録、バイタルチェック表(グラフ)、さらには、医師記録欄、レセプトチェック欄、リハビリや薬剤指導の部門間連絡欄を包括したパス

　各種医療記録とパスを統合し、実施記録の重複を廃し、記録の効率性、合理性、安全性の確保と関連記録の俯瞰性を高めようとしたものである[2]。

　オーバービューパス、日めくり式パスといった「形態の分類名称」ではなく、そのパス用紙に記録のどこまでを組み込むか、といった「機能の分類名称」としてとらえられる。

「オールインワンパス」とよぶには、医師記録がパスのシートに含まれているか、が1つの目安になるといえる。記録欄を多く要するため、日めくり式パスの様式をとるものが多い（図A1-5）が、治療の種類や予定日数によってはオーバービュー形式のオールインワンパスもある。電子パスはすべての機能にリンクしているが、スクロールやクリック操作を要し1つの画面で情報を閲覧できず、「一目ですべてが一覧できる」というオールインワンパスの要件が果たせていない。

■ アウトカム（B2参照）
達成すべき成果・目標

　直訳は、成果、結果であるがクリニカルパスでは、目指すべき成果＝目標の意味合いで用いられる。アウトカムの設定がないものはクリニカルパスとはよべない。通常、アウトカムは目標とすべき患者状態を指す「患者アウトカム」のことをいうが、患者アウトカム達成のための医療従事者が行うタスク（処置、説明、指導など）を「医療者アウトカム（介入アウトカム）」とよび、別に分類している。

　またアウトカムは、時系列でみると治療計画のゴールとなる患者状態の目標（最終アウトカム、退院時アウトカム、パス終了時アウトカムなど）以外に、治療の中間段階で治療ステップを進めるための条件（中間アウトカム）、そこに至るため日々確認すべき摂取量や疼痛、体温など（日々のアウトカム）いくつかの粒度に分かれている。

■ バリアンス方式
・バリアンス（variance（B3参照））

狭義では、アウトカムが達成しないこと。広義では、患者状態と介入項目などの変更・偏位事象をすべてバリアンスとする場合もある

　どの程度の「変更・偏位」をバリアンスとするかは、アウトカムの設定方法や分析方針などにより「退院時バリアンス方式」、「センチネル方式」、「ゲートウェイ方式」、「オールバリアンス方式」に分類される（B3参照）。

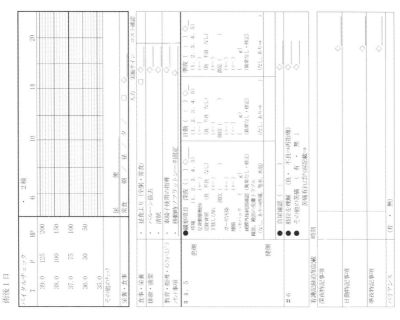

図A1-5　オールインワンパス機能の日めくりパス例
黒部市民病院で電子パス導入以前に使用していたもの

バリアンスは、クリニカルパスを改訂するために収集される重要なデータであり、電子パスでは自動収集される機能が準備されている。

■ **診療ガイドライン（guideline）**
診療上の重要度の高い医療行為について、エビデンスのシステマティックレビューとその総体評価、益と害のバランスなどを考量して、患者と医療者の意思決定を支援するために最適と考えられる推奨を提示する文書[3]

　文書化されたガイドラインは、以前は海外のものの翻訳も多かったが、ここ数年は本邦の各学会あるいは複数の学会で検討監修したものが多々発表されており、各医療機関で院内の治療プロトコールやクリニカルパスを作成する際はこれらを重視、参考にすべきである。疾患の標準診療指針以外にも、「術後感染予防抗菌薬適正使用のための実践ガイドライン」、「肺血栓塞栓症/深部静脈血栓症（静脈血栓塞栓症）予防ガイドライン」など、院内で各科横断的に標準化すべき本邦のガイドラインが多く発行・定期改訂されている。多くのガイドラインは一般にも公開されているので、ここから大きく外れたパス内容を設定するのはその裏付けとなるデータなどを持っておく必要がある。

文献
1) 副島秀久，医療記録が変わる！決定版 クリニカルパス（済生会熊本病院パスプロジェクト），2004，29，医学書院，東京．
2) 山崎友義：第8章クリニカルパスと医療安全，クリニカルパス概論（日本クリニカルパス学会学術委員会），2015，73-81，サイエンティスト社，東京．
3) 福井次矢，山口直人 監修：Minds診療ガイドライン作成の手引き2014，3，医学書院，東京．

A2 患者用パス
clinical pathway for patients

■ 患者用パス

患者用に平易な言葉で作成された治療計画書

患者用パスとは、自院における標準的な治療やケアを平易な言葉で記したインフォームド・コンセントのツールである[1)]。これにより患者や家族は治療方法の選択や入退院の準備をスムーズに行うことが可能となる。多くの場合、横軸に時間、縦軸に治療やケア介入を配したスケジュール表のかたちをとる(**図A2-1**)。専門用語は避け、イラストや写真を挿入するなど

心臓カテーテル検査を受けられる方へ

階病棟

氏名:　　　　　　　　様　　　　　　　　入院年月日:

	入院日	2日目(検査当日)		3日目
	年　月　日 (　　)	年　月　日 (　　)		年　月　日 (　　)
		検査前	検査後	
到達目標	検査に必要な準備ができる	検査に必要な準備ができる	検査後発熱や胸部症状がない	退院後の生活や治療が理解できる
食事	・適正カロリー・減塩食となります ・入院中の間食はしないで下さい ・栄養士より栄養指導があります		・カテーテル穿刺部の圧迫が解除後に食事となります	
安静		・検査室へは検査着に着替え、ストレッチャーで行きます	・検査終了後ストレッチャーにて病室へ戻ります ・穿刺部の止血が確認され圧迫が解除されるまでベッド上で安静にして下さい ・カテーテルを穿刺した腕はなるべく動かさないで下さい ・圧迫の時間は検査終了後2～3時間です	・病棟内自由です
検査	・採血、胸部レントゲン、心電図検査があります		・検査後に心電図検査を行います	・採血を行います
点滴		・午前中に点滴の管を入れます ・検査室へ行く前に点滴を開始し、痛み止めと安定剤を筋肉注射します	・検査後翌朝まで点滴を行います	・退院時は点滴の管を抜きます
内服	・持参されたお薬を確認します ・入院後に血糖降下薬は中止となります		・内服薬や貼付薬が追加となることがあります	
清潔	・入浴可能です		・検査当日は入浴できません	・カテーテル穿刺部位に問題がなければ明日以降で入浴が可能です
排泄		・1日の尿の量を測定します ・尿の測定方法は看護師より説明します	・カテーテル穿刺部の圧迫が解除されるまでは尿器の使用になります ・穿刺部の圧迫している場合でも医師の許可があり、看護師の移動時の見守りがあればトイレへ移動することは可能です	
観察・処置	・血圧、脈拍、体温などを測ります	・心電図モニターを装着し、必要に応じて酸素吸入を行います	・必要に応じて血圧測定などを行います	・医師の許可があれば心電図モニターや酸素吸入は終了します
説明・指導	・医師より心臓カテーテル検査と入院治療計画について説明があります ・看護師より入院生活、検査の流れについて説明があります	※検査時は入れ歯、時計、ネックレス、指輪、イヤリング、ヘアピン、磁気性製品等の金属類は外しておいて下さい ※マニキュア、口紅なども落として下さい	・医師よりカテーテル検査の結果を説明します	・医師にて状態を確認した後に退院可能であれば退院となります。 ・退院後1週間は激しい運動は控えて下さい ・カテーテル穿刺部に出血、痛みがあればご連絡下さい

★請求書は月末に1回発行します。
★曜日や祝日の関係で予定が前後することがあります。
★状況によっては予定が変わることもございます。 ご不明な点は医師・看護師へお尋ね下さい。

平成22年8月25日作成
平成30年4月10日改定

図A2-1　患者用パスの例(心臓カテーテル検査)
中国電力株式会社中電病院にて使用

患者や家族が理解しやすいように工夫することが大切である。また医療者用パスとの整合性には常に細心の注意を払う必要がある。患者用パスはその記載内容から厚生労働省の定める入院診療計画書と重なる部分も多く、その代用として用いることで事務作業の効率化も期待される。患者自身が治療に参画できるようチェック欄やデータの記載欄を設けたものもある。

■ インフォームド・コンセント（informed consent）
医療現場で用いられる「説明と同意」という概念

インフォームド・コンセントとは、患者が医師あるいは医療従事者から病名や治療・検査の内容についてよく説明を受け、十分納得・同意した上で医療者側の方針と合意することを指し、診療上の原則となる。「説明と同意」と訳されることが多いが正確ではなく、原語のまま使用されることも多い。「納得診療」との訳語が提唱されたこともあったが根付いていない。インフォームド・コンセントには(1)医療従事者からの十分な説明と(2)患者側の十分な理解、納得、同意、選択という2つの側面がある[2]。だがこの概念の示すところは患者自身が決める患者中心の医療である。医療者は患者の状態や背景も考慮し、患者との話し合いを通じて最善の方針が得られるようアドバイスしていく態度が求められる。クリニカルパスは我が国への導入当初、このインフォームド・コンセントのツールとして登場しており、患者用パスは本邦のクリニカルパスの原点ともいえる。

■ 入院診療計画書
入院診療計画を記した書類

保健医療機関においては入院に際して医師、看護師、その他必要に応じ関係職種が共同して診療計画を策定し、文書により7日以内に患者に説明しなくてはならない。この書類が入院診療計画書であり、病名、症状、治療計画、検査内容および日程、推定される入院期間等を明記する必要がある。これら要件を満たせば、例示された書式と多少様式が異なっても入院診療計画書として用いて差し支えないとあり、患者用パスで入院診療計画

書を代用することも可能と思われるが、自治体により扱いは異なっている。

■ 紙パス
紙ベースで作成されたクリニカルパス

　多くの医療機関が電子カルテに移行する中で、紙ベースで運用されるクリニカルパスは紙パスとよばれる。電子カルテの利便性はいうまでもないが、紙パスの視認性はときにそれを上回る。紙カルテであれば医療者用パスと患者用パスが同一のフォーマットであることが望ましい。患者用パスは紙パスの代表的なものである。入院診療計画書として用いるのであれば、カルテに保存する必要がある。

■ 日程表
クリニカルパスの基本的なフォーマット

　クリニカルパスは横軸に時間、縦軸にケア介入を配したスケジュール表であり、米国での登録商標「Care Map（ケアマップ）」の名が示すとおり治療の道しるべとなるものである。その内容はEBMに基づき標準化を目指したものでなくてはならない。画一的な医療はcookbook medicine（料理本的医療）と揶揄されることもある。逆にパス作成の教育的ツールとしてカレーライスパスが知られている[3]。これはカレーライス作りをクリニカルパスのフォーマットに落とし込むトレーニングであり、分かりやすさから好評である。

■ 自己負担額
患者が支払うべき医療費の一部負担額

　多数の医療機関でDPC/PDPS（診断群分類別包括支払い制度）が導入され、入院費用の算出が簡便となった。これを受けて患者用パスにおおよその支払い金額を明示することが可能となり、それを実践している施設も見受けられる。患者サービスとして望ましいものであり、今後も拡大していくと思われるが、一方で退院処方など出来高算定となる項目もあるため注意する必要がある。

文献

1) 副島秀久：医療記録が変わる！決定版 クリニカルパス，2004，7-18，医学書院，東京．
2) 阿部好文：医療安全キーワード50，2005，14-23，診断と治療社，東京．
3) 大門由紀子，善名里江，重盛紀子，他：パス新人教育への取り組み-カレーライスパスを用いて-．日本クリニカルパス学会誌18：432，2016．

A3 アルゴリズム型パス
algorithm type of clinical pathway

■ アルゴリズム

数学やコンピューティングなどの分野において、問題を解くための手順を定式化した形で表現したもの。流れ図（フローチャート）を用いて図式化される

医療においては、複雑な条件分岐を有する診断および治療法選択のための思考過程を明確にするためにアルゴリズムが用いられる。スタートからエンドまでを1つの条件式（ANDとORの組み合わせ）で表現できることが多い（**図A3-1**）[1]。アルゴリズムはクリニカルパスを運用するうえで知るべき表現図であるが、このままではクリニカルパスの範疇に含めることはできない。

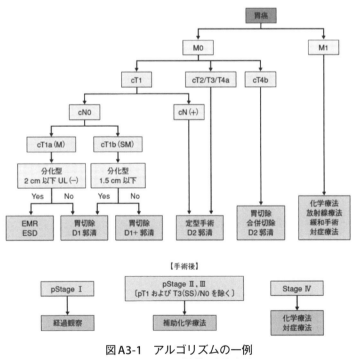

図A3-1　アルゴリズムの一例
（文献1より引用）

A3 アルゴリズム型パス

■ アルゴリズム型パス

（アルゴリズムパス、プロセスチャート、フローチャート、フェーズパス）

全体の治療予定をいくつかのステップ（フェーズ）に区分し、それぞれにアウトカムや適応基準（分岐のある場合は次のステップの選択基準）を設定し、つなぎ合わせたアルゴリズム形式のパス

オーバービューパス、日めくり式パスとともに用いられる。全体の治療経過の中でいまどのステップにいるのかがわかりやすい。これらの多くは分岐を持たない一直線の構造、あるいは付加的に用いられることを念頭において作成されており、この単位は電子カルテベンダーによって「ステップ」、「フェーズ」という段階的な意味合いを持つ単語が用いられている。近年は、患者状態適応型パスのように分岐構造のアルゴリズム型パスを搭載した電子パスもみられるようになり、「フレキシブルパス」、「ユニットパス」、「ミニパス」、「モジュール」といった名称も用いられている。

■ 患者状態適応型パス

（patient condition adaptive path system: PCAPS）

作業工程を分割して細分化された工程（ユニット）ごとにパスを作成し、患者状態の変化に合わせてあらかじめ用意された複数のユニット間を移行しながら最終的なゴール（一般的には退院）へと向かう。プロセス管理を強化した分岐構造をもつアルゴリズム型パス

関連用語：「ユニットシート」、「移行ロジック」、「臨床プロセスチャート」

患者状態適応型パスは、品質管理工学を専門とする東京大学工学部飯塚研究室の中で、「社会基盤としての医療」を確立するために設計された基本概念をもとに誕生した。その本質は、プロセスで質を作り込む「**プロセス管理**」と、すでによいと分かっているものや方法を適用する「**標準化**」である。

診療工程がある程度画一化され、患者状態の変化が比較的一定している外科系疾患と異なり、内科系のように診断から始まり患者の状態変化を見ながら治療方針を調整していくような疾患の場合、作業工程が複数かつ多様に遷移するため、従来のような単一の時系列形式のパスでは対処しきれないことが多かったが、患者状態適応型パスでは、作業工程を分割して細

分化された工程（**ユニット**とよぶ）ごとにパスを作成し、患者状態の変化に合わせてあらかじめ用意されたユニット間を移行する（図A3-2）。

ユニット内での医療者の思考・行動をナビゲートするツールを「**ユニットシート**」（図A3-3）とよび、ユニット間の移行、次のユニットの選択は、設定された「**移行ロジック**」（図A3-4）という判断基準で決定される。これは一般的なパスにおける**中間アウトカム**の概念に近い。全ユニットの位置関係を表示するマップを「**臨床プロセスチャート**」（図A3-5）とよぶ。これは疾患ごとの診療標準工程を俯瞰する情報を与え、現在の患者状態が全工程のどの位置に存在するかを明示する。

あらかじめ予想されうる患者状態の変化を複数想定して、それに対応するユニットや経路を作成することにより、パスから逸脱、脱落する例はほとんどみられない。

患者状態適応型パスでは臨床プロセスチャート上で辿った経路の分析が重要となる。

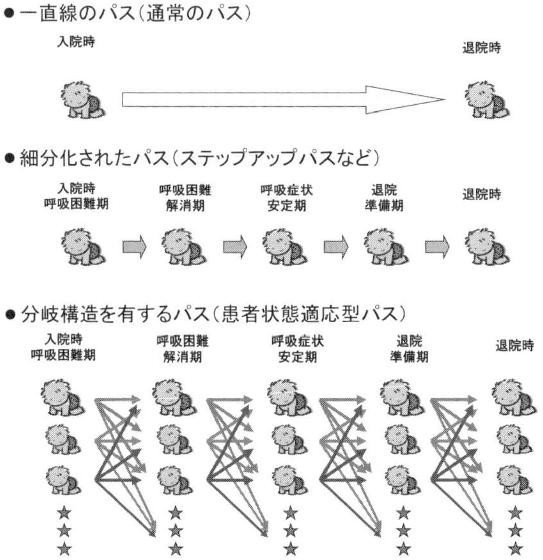

図A3-2　パス構造の変遷

A3 アルゴリズム型パス

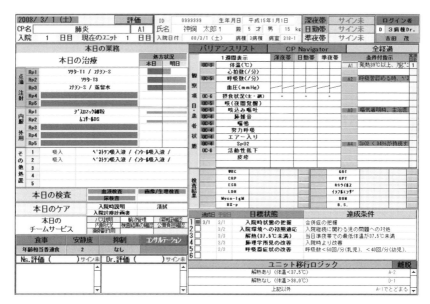

図A3-3　ユニットシート

図A3-4　移行ロジック

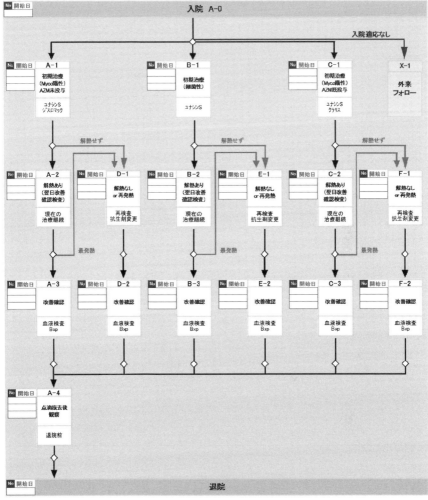

図A3-5　臨床プロセスチャート

　前述の一般的なアルゴリズム型パスとの違いは、単純なアルゴリズムの場合、スタートからエンドまでに時間的経過は必要とせず一度の判断でエンドまで進めるが、患者状態適応型パスの場合は、分岐後には必ず次のユニットで患者への何らかの介入があり、それに対する患者状態の変化を

待って次の条件を判断するため一定の時間が経過する点である。

　患者状態適応型パスの真髄ともいえる「**プロセス管理**」と「**標準化**」は、患者状態の変化に際して医療者個々の判断ではなく、エビデンスに裏付けられ標準化されたロジックに基づいて決定されることによって成し遂げられる。

文献

1) 日本胃癌学会：胃癌治療ガイドライン第4版 WEB版.
http://www.jgca.jp/guideline/fourth/category2-a.html#H2-A_1〔2019.4.3〕
- 吉田茂：ファイルメーカーProを用いた患者状態適応型クリティカルパス．医療マネジメント学会雑誌6：555-560，2005．
- 吉田茂，高橋正樹：患者状態適応型クリニカルパスの現状と課題．第29回医療情報学連合大会論文集：63-66，2009．

A4 その他のパス
other classifications of the clinical pathways

■ フェーズパス、ステップアップパス、ユニットパス、アルゴリズム型パス
入院から退院までを病期に分けたパス

　一定の時間軸で進めるパスではなく、患者状態に合わせていくつかの病期に分けて、それぞれの病期の中で時間軸に合わせたパスを作成したもの。

　手術後急性期・回復期といったように、定められた期間のパスが終了したら、次の病期のパスへ移行する形式と、それぞれの病期の患者状態による終了基準を定めておき、その基準を満たしたら次の病期のパスに移行する形式がある。前者は、同じ病期のパスを複数の疾患（手術・検査等）のパスに共通して使用することができる。後者は、回復状況や治療効果の進捗状況に合わせて使用することができる。

　紙パスのときに多くの病院が考案し、フェーズパス、ステップアップパス、ユニットパスといった名称が付けられた。ステップアップパスは電子パスでも運用された。これらのパスは一連のパスとして使用されていたが、患者状態に応じて複数の分岐の中から次のパスを選択できるように進化させたものがアルゴリズム型パス（**A3参照**）である。

　紙パスで運用する場合は、病期によって別々の紙でパスを作っておき、次の病期に移行した際に新たな紙を挿入することで容易に継続することができた。しかし、電子パスになるとオーダリングの機能を持たせるため、起点日を設定しなければならず、各ベンダーがそれぞれ開発中である。

　また、バリアンス分析をする際は、それぞれの病期単位での分析が必要となり、一定の時間軸で進めるパスのように行うことは困難となる。

■ コパス、プチパス、アドオンパス、ミニセットパス、オプショナルパス
他のパスと併用あるいはパスを使用していない患者に単独で使用するパス

　特定の症状や処置に対して使用され、併用されることを想定して作成さ

れたパス。

　手術目的の患者がもともと持っている糖尿病などの併発症に対するものや、深部静脈血栓症などの手術後の合併症やその予防に対するもの、あるいは抗菌剤投与時のアナフィラキシー予防など、多くの種類のパスが報告されている。短期間使用して終了するものが多く、通常の入院から退院までのパスより使用頻度の高いものもある。診療科や病棟の枠を超えて使用されるものも多い。一方、これらのパスを使用した場合に、病院として算出するパス使用率(適用率)に反映させるかどうかは、まだ定まった見解が出ていない。

　紙パスのときに開発されたものにコパスやプチパスといった名称が付けられた。電子パスになり、アドオンパス、ミニセットパスやオプショナルパスといった名称で使用されている。紙パスのときには、単に紙パスを挟み込むことで運用は容易だが、電子パスでは指示や観察項目の見え方など、多くの課題が残っている。

■ **看護(ケア)パス**
検査や治療オーダーを組み込まず患者ケアを中心に組み立てられ看護部門で使用するパス

　看護部門など限られたスタッフで使用することが通常のクリニカルパスの運用と異なる。がん化学療法や緩和ケアなど、疾患を特定せずに使用することができる。

■ **リハビリテーションパス**
アウトカムを身体能力の回復に特化させ、もっぱらリハビリテーションスタッフが使用するパス形式のツール

　以前から使用されていたリハビリテーションプログラムをアウトカム志向式に進化させたもの。多職種で使用する治療パスと区別するためリハビリ(テーション)・チャートと呼称する場合もある[1]。

解説　看護(ケア)パス、リハビリテーションパス

　看護(ケア)パスやリハビリテーションパスは、治療・疾患パスと併用もしくは単独で使用するため、電子カルテで運用する際は工夫が必要となる。

また、多職種で運用しないこれらのツールをパスの範疇に加えてよいか、単独使用した患者をパス患者として算定してよいか、すなわち各病院のパス使用率（適用率）の算定対象にしてよいかについては議論がある。

■ **手術室パス、検査室パス、分娩室パス、ICUパス**
特定の場所にいる間だけ使用するパス
　手術室や分娩室などでは独特のケアや処置が多く発生するために開発された。一般的な治療・疾患パスと併用することが多い。電子カルテ化により部門システムを導入運用している施設ではその必要性が薄れているが、部門システムを導入していない施設ではいまだに多く使われている。
　看護パス、リハビリテーションパス同様、これらだけを使用した患者をパス使用患者として算定するか議論がある。

■ **汎用パス、救急患者パス、術前パス**
入院時のすべての患者、救急搬送されたすべての患者、手術を受けるすべての患者など、対象を限定しないで使用するパス形式のツール
　業務や観察の漏れを防ぐ意味で使用されているがオーダーはほとんど含まれず、チェックリストとしての性格が強い。アウトカム設定が困難でアウトカム設定がないものもみられるが、この場合はパスの要件を満たさないのでパスの範疇から外れることになる。

■ **患者参加型パス**
患者がアウトカムの判定に参加したり、自らの状態を記録したりするパス
　患者参加型パスを使用することで、患者自身に治療に参加している意識を持たせることができ、情報を共有することで患者安全の面でも有用である。しかし、電子パスでは患者がカルテに記載できるような設定にはなっておらず、印刷して使用する患者用パスであれば実行できるが、記録としてどのように残すかは課題である。

文献

1) 笹川尚, 島倉聡：整形外科パスに対するリハビリテーション・チャートの活用. 日本クリニカルパス学会誌 8：111-115, 2006.

B
機能

- B1 基準 ………………………………………… 27
- B2 アウトカム ………………………………… 30
- B3 バリアンス ………………………………… 34
- B4 ベーシックアウトカムマスター ………… 41

B 機能

　クリニカルパスには独特の用語があり、特に一般に使用される用語と解釈の異なるものがいくつかある。その最たるものが「アウトカム」と「バリアンス」である。この解釈の違いが、現場に混乱を招き、これからクリニカルパスを勉強しようとする医療者にとっての大きな障壁となっている。そこで本章では、あえて歴史的な解釈の説明は加えず、現時点での解釈をわかりやすく説明することで、現場の混乱を少しでも解消するように努めた。その中でも、バリアンスの分類に関しては目的がわからずに使用されている施設が多いため、解説として詳述した。そして、日本クリニカルパス学会が作成しているBOM（Basic Outcome Master）に関しては、約500病院で導入している。マスターは、基本構造は保たれるが、追加や修正など維持管理が行われ、今後も変化していくことが想定される。解説としてコンセプトから課題までを掲載した。
　「基準」は、クリニカルパスに必須のものと考えていない施設があるが、安全な医療を提供し、クリニカルパスが終了した後の治療ケアにつなぐ意味で、とても重要である。冒頭で説明する。

B1 基準
criteria

■ 適応と適用

パスの適応とは、当該パスを適用することで、より良い治療効果が期待できる状況にあること

パスの適用とは、当該パスを対象患者に用いること

　「適応」の主語は物事であり、『このパス(物事)の適応はこの状態の患者である』という用い方である。ただし、「適応」には「生物がその状況・環境に適合している」という使い方もあり、『この医師はまだパス医療に適応していない』と使われる。一方、「適用」の主語は人であり、『医師(人)がこの患者にこのパスを適用する』となる。

　同じようなニュアンスで使われている用語に「使用」と「展開」がある。パスの「使用」は「適用」とほぼ同義である。パスの「展開」は、パスの設定されている一連の医療ケア行為を繰り広げる、あるいは電子カルテ上でパス画面を見られるようにすることであり、「適応」「適用」のいずれとも異なる意味である。

■ 適応・除外基準

当該患者にパスを適用してよいかどうかの判断基準

　クリニカルパスは、標準的な治療過程が予測される対象者を想定して作られる。しかし、患者にはそれぞれに個別性があり、同じ疾患の患者すべてに同一のパスを適用することはできない。カレン・ザンダーによれば、通常のパスでは当該疾患の患者のうち約70%にパスを適用している。したがって、パスの適用にあたって判断がばらつかないように、どのような患者が当該パスの適用にふさわしいのか(＝適応)、あるいは適用を避けた方がよいのか(＝除外)、を明記しておく(＝基準)ことが大切である。

　パスの適用開始にあたっては、患者個々の状態が基準に合っているかを

判断する。

　基準の作成にあたっては、根拠となるデータを基に医師を含めたスタッフ間で十分な議論を重ねることが大切である。根拠となるデータは、自施設の当該疾患の治療結果を中心に、他施設の治療結果やガイドラインなども参考にする。地域性、患者層、自施設の設備なども配慮する必要がある。

　なお、適用基準という言葉も適応基準と同義で使われている場合があるが、適用基準はあくまでも医療者が当該パスを使う条件の意味であり、適応基準とは異なる。

■ 退院基準
最終達成目標（最終アウトカム）のことであり、退院できる状態であるか否かの判断基準

　前述した適応・除外基準がパスによる医療の入口での判断とすれば、この退院基準は出口での判断である。退院基準を定め、パスによる治療を開始する以前に患者に提示することが、パスには必須である。その結果、在院日数が短縮し、ばらつきが縮小した。

　しかし、最終達成目標が必ずしも退院基準とはならないパスが増えてきている。それには、パス側の要因と患者側の要因がある。前者は、パスの多様化が挙げられ、ユニットパスやステップパスのように治療の一部分に使用するもの、地域連携パスや外来、在宅で使用するパスのように治療・ケアが継続されるものに対しては、退院基準という用語がそぐわない。それらの場合は、退院基準ではなく終了基準と考えるほうがわかりやすい。後者には、患者の高齢化や家族を含めた地域の介護力が挙げられる。患者のADLと介護力との関係性によって退院できる水準が変化し、パスによる治療が終了しても退院とはならない患者が増えてきている。そこで、パスを終了させて、より適した医療を提供することが、患者・医療者双方のメリットとなるため、退院基準としてではなく、パスによる治療を終了する基準と捉える。

　一方、退院基準は達成されていなくても、本人や家族の強い希望で退院

することもあり、柔軟に運用する必要がある。

■ **転院基準**
地域連携パスなどで、後方施設に転院できる基準

　国の医療制度が大きく変化し、病院機能分化と在宅医療推進の中で、転院基準という概念も生まれてきた。地域連携パスの運用に際しても重要な基準である。急性期、回復期、慢性期それぞれの病床機能を活かすためにも転院基準を明記するパスが増えてきている。それぞれの立場の施設におけるパスの終了基準と捉えることもできる。受け入れ側施設の設備などの事情により左右される。

B2 アウトカム
outcome

■ アウトカム
達成目標とされ、臨床上のあるべき姿・望ましい状態

　クリニカルパスにおけるアウトカムは、患者に関わるすべての医療従事者で共有する。パスはバリアンス分析によりその内容が見直され、改訂されることにより質向上を目指すものである。そもそもバリアンスとは「アウトカムが達成できなかった状態」であることから、アウトカムが設定されていないものはパスとはよばない。

　アウトカムは患者アウトカムと医療者アウトカムの2つに大別される。

■ 患者アウトカム
患者にとってのアウトカム

　一般的にアウトカムというと、患者アウトカムのことを指す。「患者状態」、「知識・教育・指導」、「生活動作・日常動作・リハビリ」、「その他」など4項目に分類されることが多い。紙パスが主流であった頃は、同じ内容を意味する患者アウトカムでも、診療科や施設ごとにさまざまな表現がなされていた（図B2-1）。しかし電子パスの普及により、患者アウトカムのマスター化の必要性が生じ、日本クリニカルパス学会では、いくつかの施設ですでに使用されていたアウトカムマスターの突合および標準化作業を行った。

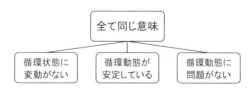

図B2-1　アウトカム用語の標準化

その結果、患者状態の標準アウトカム用語集であるベーシックアウトカムマスター（BOM）として整備され、現在多くの施設で取り入れられている。

■ 観察項目・アセスメント
患者アウトカムが達成されたかどうかの判断基準

　患者アウトカムが達成されたかどうかの判断には、客観的評価指標である判断基準（**図B2-2**）が必要であるが、この考え方はパスによる質保証の観点から非常に重要である。

　だれもが同様に判定できる判断基準である必要があり、それがあることによって経験の浅い新人看護師であっても、ベテラン看護師と同じ視点で評価が可能となる。よってこれはリスクマネジメントの一環としても捉えることができる。先述したBOMでは、この判断基準を観察項目（アセスメント）として患者アウトカム同様、マスター化して搭載している。

■ 医療者アウトカム
医療者が行うタスク

　タスクには医師が実施する検査や治療以外にも、看護師による患者指導や清拭などの看護ケア、薬剤師による服薬指導等も含まれる（**図B2-2**）。患者アウトカムを達成するために医療従事者が行う仕事のことと捉えるこ

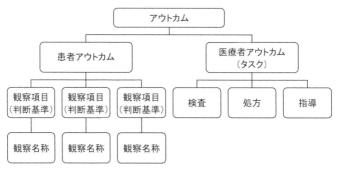

図B2-2　患者アウトカムと医療者アウトカム（タスク）について

とができ、介入アウトカムと表現されることもある。タスクの設定にあたっては根拠を持って行うべきで、古くからの慣例で実施していた検査や処置などは積極的に見直すことが必要である。たとえば、以前は、術前処置として剃刀による剃毛や全身麻酔症例に対するグリセリン浣腸が全例に実施されていた。しかし現在は、科学的根拠(エビデンス)のもと見直され、剃刀による剃毛は廃止、グリセリン浣腸に関しては、術式上必要症例のみ実施されるようになった。科学的根拠に関してはガイドライン等を参考とする。また、タスクに関してはバリアンスの発生により追加や変更されることがある。その際、患者用パスの修正も忘れずに行い、患者に対しその都度説明することが必要である。

■ 最終アウトカム
パスの終了基準となるアウトカム

　最終達成目標のことであり、パスの終了基準となる。入院から退院までのパスであれば、退院基準のことになる。パス適用前・中に最終アウトカムを患者に提示することで、終了状態(退院状態)をイメージすることができ、適用日数(在院日数)のばらつきが抑えられるようになる(**B1参照**)。

■ クリティカルインディケーター
治療経過に重大な影響を与える可能性がある重要なアウトカム

　バリアンス分析の際には重要視される。クリティカルインディケーターは通常中間アウトカムや最終アウトカム(退院時アウトカム)として設定されている。

■ アウトカム志向パス
アウトカムを設定し、判断基準である観察項目(アセスメント)およびアウトカム達成に向けてのタスクで構成されるように作成されたパス

　以下にアウトカム志向パスの特徴について示す。
(1) 患者アウトカムが設定されていること

(2) 患者アウトカムに判断基準（客観的評価指標）である観察項目（アセスメント）が紐付けられていること
(3) 患者アウトカムを達成するための医療者アウトカム（タスク）が設定されていること
(4) 患者アウトカム・医療者アウトカムともに標準化されたものであること
(5) (4)の標準化された内容が患者に関わるすべての医療者によって遵守されていること、しかし標準から逸脱した場合（バリアンス発生時＝個別性）は、その都度適切な対応が取られていること
(6) 発生したバリアンスは収集され、定期的にその内容について分析が実施されていること
(7) (6)の結果をふまえ、継続的にパスの見直し（パス改訂）がされていること
(8) (1)～(7)の要件を満たし、医療の質向上に寄与していること、チーム医療が実践されていること

文献

- 副島秀久：B機能 2. アウトカム，クリニカルパス用語解説集，増補改訂版，2014，43-45，日本クリニカルパス学会，東京．
- 勝尾信一：第3章 アウトカムとクリニカルパス作成，基礎から学ぶクリニカルパス実践テキスト（日本クリニカルパス学会学術委員会），2012，25-41，医学書院，東京．
- 岡本泰岳：第5章 クリニカルパスの見直しとバリアンス分析，基礎から学ぶクリニカルパス実践テキスト（日本クリニカルパス学会学術委員会），2012，65-68，医学書院，東京．

B3 バリアンス
variance

■ バリアンス

アウトカムが達成されなかったとき(こと)

　カレン・ザンダーはバリアンスを「アウトカムかケア介入で、実際に計画した行動での不具合(defect)」と定義し、2014年に日本クリニカルパス学会から出されたクリニカルパスの定義には「標準からの偏位」と表現されている。現実的には、「アウトカムが達成されなかったとき(こと)」と考えたほうが理解しやすい。そして、自院のアウトカムをどのように定義・設定するかによって、バリアンスの定義・収集方法が異なってくる(**表B3-1**)。

　パスの使用中にバリアンスが発生した場合、適切に対応することが「個別性に対応したパスの使用」となり、バリアンス記録が「個別性の記録」とみなされる。さらに、発生したバリアンスを分析して改善を繰り返していくサイクルが、パスのPDCAサイクル(**C1参照**)といわれる。したがって、パスを正しく運用して医療の質を保証し、医療の質改善のツールとして使うことは、バリアンスマネジメントともいわれている。

表B3-1　アウトカムの定義とバリアンス収集方法の関係

アウトカムの定義	バリアンス収集方法
最終達成目標 退院基準・設定日数	退院時バリアンス方式
重要な中間達成目標 クリティカルインディケーター	センチネル方式
日々の達成目標	ゲートウェイ方式
すべての患者状態および医療者の介入行為	オールバリアンス方式

■ 退院時バリアンス方式
最終アウトカムが達成されなかったとき(こと)をバリアンスとして収集する方法

　パスの最終達成目標である退院基準や設定日数が達成されなかった場合を、バリアンスとして収集する方法であるが、実際には設定日数だけに注目されることが多い。日本にパスが普及されるようになって、簡便にバリアンス分析できる方法として行われるようになった。設定日数を3日以上超えた場合をバリアンスとする、といったように独自の判断基準を設けている施設もある。パス終了(退院)後にバリアンス発生の判断がされるため、日々のバリアンス登録という行為は発生せず、バリアンス分析をするときに判断される場合も多い。

■ センチネル方式
重要な中間アウトカムあるいはクリティカルインディケーターが達成されなかったとき(こと)をバリアンスとして収集する方法

　後述するアメリカで考え出されたゲートウェイ方式とほぼ同じ考え方といってよい。アメリカではここでいうところのバリアンスのことをクリティカルバリアンスあるいはキーバリアンスとよんでいた。中間アウトカムあるいはクリティカルインディケーターが設定されている日にしかバリアンス発生とならないが、バリアンス発生時には重大なことが起こっている場合がある。バリアンス件数は少数であるが、重要なものが多い。

■ ゲートウェイ方式
日々設定されたアウトカムが達成されなかったとき(こと)をバリアンスとして収集する方法

　アメリカでパスが発展していく中、ICU(集中治療室)の退室や退院といった重要なポイントをゲートウェイ(関門)と見立て、設定された日までに達成(通過)できなかった場合を、バリアンスと考え出されたのがゲートウェイバリアンスである。しかし、日本にパスが普及し始めた頃、ICUの

退室基準を決めるといった発想はなく、日々設定された達成目標をゲートウェイと捉える考え方が推奨されるようになり、今日に至っている。

日々バリアンスの発生する可能性があり、判定や登録はその日の担当者に委ねられる。

■ **オールバリアンス方式**
設定された日々のアウトカムが達成されなかった場合だけでなく、すべての患者状態の異常および予定された医療者の介入行為の変更や未実施をバリアンスとして収集する方法

カレン・ザンダーは、バリアンスにはアウトカムバリアンス（患者状態のバリアンス）と介入バリアンス（医療者の介入行為に関するバリアンス）があるとし、その両方を指す言葉としてオールバリアンスを出している。一方、クリティカルバリアンスあるいはキーバリアンスという言葉に対し、すべてのアウトカムを対象としたバリアンスをオールバリアンスとよんでいる場合があり、オールバリアンスの言葉の意味は定まっていない。

現在の日本では、カレン・ザンダーの提唱したオールバリアンスの定義に近く、設定された日々のアウトカムが達成されなかった場合だけでなく、すべての患者状態の異常および予定された医療者の介入行為の変更や未実施をオールバリアンスとよんでいる。しかし、最近の電子カルテでは、設定された日々のアウトカムが達成されなかった場合だけでなく、追加・変更されたオーダーのことをオールバリアンスといっている。

いずれにしても、日常的にバリアンスが発生しうるため、それぞれの業務の担当者がバリアンス発生の有無を判断し、登録することが望ましい。

■ **バリアンスの分類（表B3-2）**
バリアンスの分類には、時間あるいは患者の利益不利益による分類、パスに及ぼす影響による分類、発生要因分類がある

バリアンスは目的に応じて分類される（**B3解説参照**）。

表B3-2　バリアンスの分類

時間あるいは患者の利益不利益	
正	設定日より早く達成（患者にとって利益）
負	設定日に未達成（患者にとって不利益）
パスに及ぼす影響	
変動	パスを変更することなく継続可能
逸脱	パスを1部変更することによって継続可能
脱落	パスの継続不能
発生要因	
患者・家族	身体状況、身体状況以外、家族
医療スタッフ	医師、各職種
病院システム	体制、情報システム、設備、機材・器具、その他
社会	受け入れ病院・施設、在宅、移送、その他

■ バリアンス分析（表B3-3）

発生したバリアンスを検討し、改善策を提案すること

　広義では、バリアンスの登録から集計、改善策の提案に至るまでをバリアンス分析というが、改善策の検討のことだけを（狭義の）バリアンス分析ということもある。

　バリアンスの収集方法によって登録内容から改善策の提案に至る手順および改善策の内容にまで違いがある。

　退院時バリアンス方式では、バリアンス件数はかなり少数であるが、発生要因を探すために改めて患者情報や使用したパスを見返さなければならず、どこに焦点を当てて見返したらよいかがわからない場合もあり、意外と難渋する。改善策はパス設定日数の変更に偏りがちとなる。

　センチネル方式では、バリアンス件数は少ないが重要なものが多く、すべてのバリアンスの発生要因を検討する必要がある。改善策はパス設定日数の変更が多く、かなり限定されたものになりがちである。

　ゲートウェイ方式では、設定したアウトカムの数によってバリアンス件数が大きく変わる。件数が多くなるとすべてのバリアンスを検討することが困難になり、発生頻度や重症度によって検討するバリアンスを選択する

表B3-3 バリアンス収集方法とバリアンス分析

バリアンス収集方法	バリアンス件数	分析による改善対象
退院時バリアンス方式	少ない(症例単位)	設定日数
センチネル方式	少ない(重要)	設定日数中心にかなり限定
ゲートウェイ方式	アウトカムの数による	アウトカムの内容による
オールバリアンス方式	莫大	医療ケア行為 医療者・病院システム

必要が出てくる。改善策はアウトカムの数にもよるが、アウトカムの変更や治療内容の変更にまで及ぶ。

オールバリアンス方式では、バリアンス件数は莫大になる。したがって、検討するバリアンスを抽出する仕組みは必須である。しかし、改善策の対象は医療ケア行為から医療者・病院システムにまで及ぶ。

いずれの方法をとるにしても、定期的にバリアンス分析することが重要であるが、実際には行われていない施設が多い。

解説　バリアンスの分類

1. 時間による分類、患者の利益不利益による分類

容易に分類できるため頻用される。分類する目的は、改善策を検討する際にアウトカム設定を前倒しできるか、あるいはより良い患者状態に変更できるかどうかの判断材料とすることである。

正のバリアンスは、設定日(時)より早くアウトカムが達成されたか、患者にとって利益となったバリアンスのことを指す。一方、負のバリアンスは、設定日(時)にアウトカムが達成されなかったか患者にとって不利益となったバリアンスのことを指す。たとえば、「ドレーンが抜去できる」が設定日より前に達成できれば正のバリアンスで、設定日に抜去できなければ負のバリアンスとなり、「食事が5割摂取できる」と設定された日に7割摂取できれば正のバリアンスで、3割しか摂取できなければ負のバリアンスとなる。

2. パスに及ぼす影響による分類

　バリアンスが発生したことによって、使用しているパスにどのように対応したかを分類するものであるが、患者にとっての重症度と捉えることもでき、アウトカム設定の妥当性の評価として利用することもできる。

　日本にパスが導入された当初は、修正の有無に関わらずパスを継続できるバリアンスを変動、パスを終了させてしまうバリアンスを逸脱といっていたが、現在ではパスを変更することなく継続可能なバリアンスを変動、パスを一部変更することによって継続可能なバリアンスを逸脱、パスの継続不能なバリアンスを脱落としている。しかし、電子カルテのベンダーによっては旧来の分類を用いていたり、分類の用語としてではなくパスを終了することを逸脱あるいは脱落と表現していたりする場合があり、これらの用語の使用は混乱している。

3. 発生要因分類（表B3-4）

　発生したバリアンスを分析して改善策を検討するための分類である。パスを開発したカレン・ザンダーは大きく4つに分類（患者・家族、医療従事者・医師、病院・システム、地域社会）し、さらに小分類を加えている。多くの施設では発生要因分類にコードを付けているが、単なる仕分けといったような発生要因とは異なる分類を含めたコードを付けてしまっている施設もある。バリアンスによっては発生要因が複数考えられる場合があり、複数の発生要因コードの付与を容認している施設もある。

　バリアンス分析による改善策の検討を効率的に行うには、発生要因分類を有効に使用した集計がポイントとなる。

　電子カルテでは、多くのベンダーで発生要因分類をマスター化している。標準マスターの必要性もいわれている。

表B3-4 バリアンス発生要因分類(福井総合病院)

大分類	中分類	小分類
A 患者・家族	1 身体状況	a 本疾患から発生した問題
		b 別疾患(基礎疾患)から発生した問題
		c 治療行為によって発生した問題
		d 偶発的に発生した問題
	2 身体状況以外	a 意思
		b 理解不足
		c その他
	3 家族	a 意思
		b 都合
		c 理解不足
		d その他
B 医療スタッフ※	1 医師	a 意図的なパス内容の変更
	2 以下 　各職種※※	b 時間の都合
		c 技術・知識
		d 理由不明の変更・未実施
C 病院システム	1 体制	
	2 情報システム	
	3 設備	
	4 機材・器具	
	5 その他	
D 社会	1 受け入れ病院・施設	
	2 在宅	
	3 移送	
	4 その他	

※：B医療スタッフの小分類は、中分類の職種に関わらず共通とする。
※※：各職種は、各施設で判断し、2以下に入れる。医師以外とまとめてもよい。

B4 ベーシックアウトカムマスター
Basic Outcome Master: BOM

■ **ベーシックアウトカムマスター**
日本クリニカルパス学会が作成した、全国標準を目指した患者アウトカムのマスター

　クリニカルパスが電子化されていく流れを受け、2011年に日本クリニカルパス学会用語・出版委員会(現 標準化委員会)が作成した。すでに使用されている全国の代表的な病院のマスターを標準化したものであり、アウトカムの粒度や重要性を重視し、文言の整合性を図った。当初は大分類・中分類・アウトカムが紐付けされた構造だったが、その後の改訂を経て、さらに観察項目(アセスメント・判断基準)が紐付けされている。記録および分析に活用することで医療の質の向上を目的としている。

解説　BOM(Basic Outcome Master、ベーシックアウトカムマスター)

1. なぜBOMなのか

　低血圧と頻脈を呈する患者の症状所見と評価を記載すると通常以下のような表現になる。

　「患者の収縮期圧は95 mmHgと低血圧を示し、脈拍も102/minと頻脈を示すが不整脈はない」

　もちろん記載の順序や表現のルールは明確ではないし、低血圧の定義や頻脈の定義を確認して評価しているわけでもない。この自由記載で最も問題になるのはこの患者状態の全体評価である。個々の所見や数値は書いてあるが、それが何を意味し、他者に何を伝えたいのかが欠落している。すなわち血圧と脈拍と不整脈などの「データ」を知ることで患者の全体評価として、この患者のこの時点での「循環動態が不安定である」という「情報」が記録され他者に伝達されなければならない。患者の状態を管理するときに

必要なことは個々のデータよりもそれを評価した結果としての情報が重要である。事実、われわれが医療の質を改善しようと考えたときに必要なものは、この治療介入をしたときに循環動態が不安定な患者は何％で、安定している患者は何％であるかという事実である。

クリニカルパスではアウトカムが達成されない状況をバリアンスとよぶ。したがって、「循環動態が安定している」ことがアウトカム（治療目標）であり、それを判断（判定）する基準を観察項目（アセスメント、判断基準）とよぶ。

BOMを使うと上記の記載は、

「循環動態が安定している」のバリアンス『循環動態が不安定』＋【収縮期血圧95 mmHg】、【脈拍102/min】、【不整脈無し】という表現になる。

BOMを使う最大のメリットはそれぞれのアウトカムと観察項目がコード化されており、電子的に処理できる、すなわちすべてデータとして収集できることである。従来の自然文から「循環動態が不安定」だった患者を抽出するにはカルテを読み返す必要がある。この記録からデータをとるのは難しく時間がかかる。そもそも読み返さないとデータが取れないようでは電子化時代にはそぐわない。しかも読み取った人が正確に入力する保証はない。

2. BOMの構造（図B4-1）とコード名称（図B4-2）

BOMは日本クリニカルパス学会の会員病院から提供されたアウトカム、観察項目などの用語を整理し、標準化作業を行って、コードを付与しマスターとしたものである。

概念の大きさにより大分類、中分類、アウトカム、観察項目と区分した。2019年6月時点（Ver3.0）で、臨床上多く使うアウトカムは308、観察項目は1,676で、このアウトカムと観察項目の組み合わせで臨床記録を表現するのである。各病院で使われている用語は多彩で、これをすべて完璧に標準化するのは困難であるが、アウトカムと観察項目でほとんどの記録は表現可能である。もちろん新しい治療や副作用などで新たなアウトカム表現が必要になった場合はいったん「Others」に格納し、BOMのバージョ

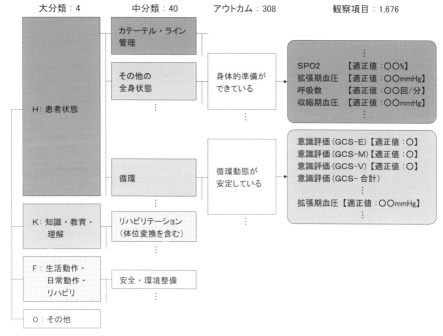

図B4-1　BOMの基本構造

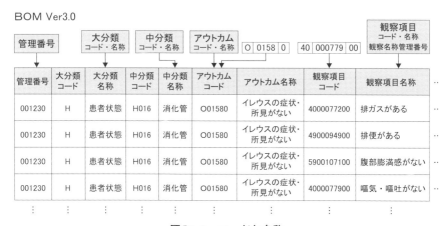

図B4-2　コードと名称

ンアップの際に新たなアウトカムとして採用するかどうかを標準化委員会で検討することになっている。

3. BOMの活用法

BOMはパスにおけるバリアンス収集と分析を効率よくかつ正確に行えることを目的に開発された。したがって、あくまで電子クリニカルパス、電子カルテの使用を前提とした記録体系下での活用が中心となる。BOMを活用するための条件として(1)BOM対応の電子カルテ、(2)BOMで作成されたパス、(3)アウトカムと観察項目を評価する電子的入力形式が必要となる。もちろん分析を効率化するためには分析したいデータが時系列に整理され、手術日や投薬日などのイベント情報が正確に紐付けされた形で保管される必要がある。

4. BOMの課題

BOMの十分な活用にはまだまだ課題がある。1つはアウトカムと観察項目の紐付けが自由であり標準化が進んでいないことで、詳細なベンチマーキングができない。また、BOM仕様の電子パスもベンダーによって構造が異なり、相互の互換性がなく、ベンダーの変更が難しい。医療者側も従来の叙述式記録に慣れており、BOMを使った表現型になじみがないことなどが挙げられる。ただ今後、AI(人工知能)の導入においてはクリーンなビッグデータが求められることを考えると、新たな入力形式が必要になろう。

※「ベーシックアウトカムマスター」、「Basic Outcome Master」は登録商標を取得済み。

C
手法

- **C1** 標準化 ……………………………………… 47
- **C2** EBM ……………………………………… 51
- **C3** クリニカルインディケーター ……………… 54
- **C4** ナレッジ・マネジメント ………………… 56
- **C5** パス活動 ………………………………… 59

C 手法

　2014年に日本クリニカルパス学会から出されたクリニカルパスの定義の文末に「医療の質を改善する手法」と掲げられているように、クリニカルパスを正しく使用していくためには、定められた手法に則らなければならない。本章ではそれらの手法を解説してある。

　標準化の項の中には、「SDCAサイクル」が取り上げられ、クリニカルインディケーターの項と合わせて、医療の質に関する用語をわかりやすく解説してある。ナレッジ・マネジメントの項では、難解と思われがちなマネジメント用語をパスに絡めて解説してある。そして、パス活動の項では、実際の運用からパス大会まで幅広く取り上げている。

C1 標準化
standardization

■ 標準
医療現場において治療やケアを行う場合のよりどころとなる手本・模範や目安・目標

　手本・模範や目安・目標だけではなく、相互運用のための広く合意されたガイドラインという意味も含まれる。

　パス作成の前段階として、自施設においてその時点で一番良いと考えられる治療やケアの標準を決めて可視化することになる。その方法として、自施設の過去の症例データを根拠に決定することが一般的であり最も受け入れやすい手法である。自施設の標準が必ずしもベストプラクティス（ある結果を得るのに最も効果的、効率的な方法：最適・最良の方法）とはいえず、見直しというプロセスが必須となる。

■ 標準化
標準を決めて資材・製品などの規格や種類を統一すること、あるいは個々のものや方法を標準的なところに近づけること

　標準化の意義は、経済・社会活動の利便性の確保、生産の効率化、公正性の確保、技術進歩の促進、安全や健康の保持、環境の保全である[1]。標準を定めて統一することは、たとえば、診療科や病棟ごとに異なる器具を採用するとインシデントの原因となるため器具を統一することであり、画一化と近い意味を持つ。一方、標準的なところに近づけることは、根拠があり現時点で最善の結果を得ることが目的であり、パスの運用における標準化はこれにあたる。作成したパスは、PDCAサイクルを回しながら、ベストプラクティスに近づけていく必要がある。パスの評価は、初期に設定した標準の妥当性を検証する作業と言い換えることができる。そしてパスの見直しは、この検証作業の結果からより良い標準を決定し再度可視化

することになる。これらの実施に向けて、医療スタッフの教育・増員、設備や機材・器具（医療機器）の配備など病院システムまで改善してこそ真の標準化といえる。

■ ベンチマーキング

優れた成績を出している他施設のプロセスと自施設のプロセスを比較検討し、自施設に適した形で導入して、改善に結び付ける一連の活動

　ベンチマーキングにはさまざまな手法があるが、よく行われているものにベストプラクティスベンチマーキングがある。パスにおけるベストプラクティスベンチマーキングは、他施設で作成されたパスそのものあるいはパスを使用した成績を収集し、自施設のパスあるいは成績と比較する。そして、自施設が他施設に劣っている部分に対し、最高レベル（ベストプラクティス）を目標とした改善策を立案し、パスを改訂することを指す。しかし、他施設のベストプラクティスが、自施設の現場で受け入れがたく実施が困難な場合もある。

■ PDCAサイクル

Plan（計画）→Do（実行）→Check（評価）→Act（見直し）の4段階を繰り返すことによって、最初に策定した計画の見直しを図る改善プロセスのサイクル

　1950年代にデミングが産業界の品質管理手法として考え出したものであり、生産管理や目標管理まで含めて質の改善を目標とし、デミングサイクルともいわれている。この考え方は日本の産業界に受け入れられTQMのツールとして広まった。パスにおいては、医療の質の向上を目指すサイクルに置き換えられ、Planはパスの作成あるいは改訂、Doはパスの使用、Checkはバリアンス分析やアウトカム評価、Actは改善策の提案とされている[2]。

■ SDCAサイクル

Standardize(標準化)→Do(実行)→Check(評価)→Act(見直し)の4段階を繰り返し、現場における標準の維持定着を通して質保証を促すプロセスのサイクル

「改善」の輪としてのPDCAサイクルに対し、SDCAサイクルは「質保証」の輪とされており、品質管理においてはこの両輪を回すことが必要といわれている[3]。SDCAの各頭文字は、PDCAのPlan(計画)がStandardize(標準を決定)に置き換わっただけではあるが、Do(実行)は決定した標準を現場で確実に実施(遵守)する、Check(評価)は、いつもと違う異常(問題)に素早く気付く、Act(行動)はその異常(問題)に対して適切な解決策を発生現場で素早く実行するとして、日常業務の中で発生する異常(問題)に対する早期の適切な現場対応を促している。PDCAサイクルは、それを回す改善プロセスそのものがパスにおける標準化であるが、SDCAサイクルは、医療現場でパスを使用する際に、医療者が常に心がけ日々実行すべき業務行動と一致している(**図C1-1**)。

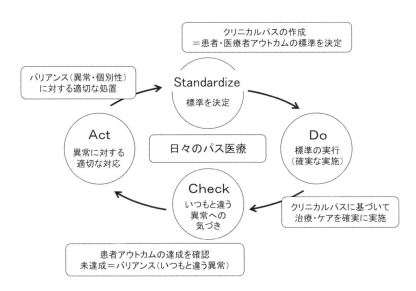

図C1-1　クリニカルパス医療とSDCAサイクル

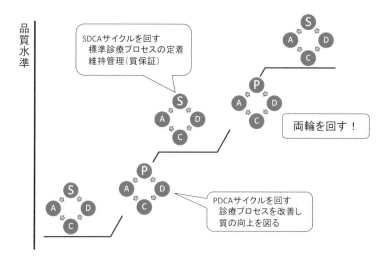

図C1-2　SDCAサイクルとPDCAサイクルの関係
（文献3より改変）

　医療現場で最初にパスを作成し使用する段階は、日々の業務においてSDCAサイクルを回し、良い（標準）診療プロセスの定着と質保証を図る。そしてPDCAサイクルを回すことにより、より良い標準を決定し改善を図る。この2つのサイクルを交互に回していくことが、継続的な質の向上につながる（**図C1-2**）。

文献

1) JISC日本工業標準調査会：工業標準化について．
http://www.jisc.go.jp/jis-act/index.html［2018.6.10］
2) 勝尾信一：第3章 アウトカムとクリニカルパス作成，基礎から学ぶクリニカルパス実践テキスト（日本クリニカルパス学会学術委員会），2012，25-41，医学書院，東京．
3) Kaizen Base：PDCAサイクルとSDCAサイクル．
https://www.kaizen-base.com［2018.7.29］

C2 EBM
evidence-based medicine

■ EBM
入手可能な信頼できる科学的根拠を把握した上で、個々の患者に特有の臨床状況と価値観に配慮した医療を行うための行動指針

　医療を行う際、その行為による患者の治療効果・予後を予測する必要がある。医療行為の選択とその結果の予測に、経験・権威や生理・薬理学的基礎理論ではなく、実臨床を客観的に解釈した科学的根拠である「エビデンス」を用いることがEBMである。

　EBMの実践手順として、(1)患者問題の定式化、(2)問題を解決する情報の検索、(3)検索した情報の批判的吟味、(4)情報の適応性判断、の4手順と、さらに(5)前4手順の評価、を加えた5手順が提唱されている。

■ エビデンスレベル
主に研究デザインから判断するエビデンスの内的妥当性の判断

　臨床研究のデータは攪乱因子(偶然変動、バイアス、交絡など)の影響を受けるため、データを正しく解析しても、真実を反映しない結論が得られる可能性がある。データと結論の因果関係の確からしさを、内的妥当性とよぶ。攪乱因子の影響を排除するようにデザインされた研究結果は、内的妥当性があり、エビデンスレベルが高い。対照群を置かない研究、統計処理を行わない記述的研究は、一般にバイアスが排除できず、エビデンスレベルは低くなる。

■ RCT(randomized controlled trial、ランダム化比較試験)
被験者をランダムに群に分けて、群別に異なる介入を行い、介入の効果を解析する研究デザイン

　ランダムに群分けすることで、群間で系統的な差を生む効果(バイアス)

を避けることができるため、単独研究ではエビデンスレベルが最も高い。先入観を持たないよう、介入の有無・程度を研究者や被験者が判断できなくする(盲検化)ことも行われる。ただし、RCTの実施には、膨大な労力・資金と一定の時間がかかる。また、ランダム化すること、対照群に無治療群(例：プラセボ群)を置くこと等が倫理的制約となり、実施困難となる場合もある。

■ **コホート研究**
ある一定の集団をあらかじめ定め、一定期間の変化を観察し、背景の異なる群に対する疾病等の発生率を解析する研究デザイン

　介入を行い難い因子(例：喫煙、ピロリ菌保有)の効果を調査する際、観察研究としてのコホート研究はバイアスが入りにくく、エビデンスレベルが高い。ただし、疾病等の発生率の解析までに10年以上の追跡が必要な場合もあり、被験者の脱落、研究継続の費用や情熱の維持が困難等の問題がある。

■ **批判的吟味**
先入観を持たないで行うエビデンスの内的妥当性・外的妥当性の判断

　エビデンスレベルが高くても、限定的な背景を持つ被験者を対象にしたり、特殊な手技の介入をしたりしていれば、患者に適合できないかもしれない。エビデンスの結論の患者への適合性を外的妥当性とよぶ。エビデンスレベルも外的妥当性も高いエビデンスがあるのがよいが、エビデンスレベルが低くとも、外的妥当性が高く、バイアスを考慮した解析や研究の限界が示されていれば、エビデンスとして採用できる場合もある。

■ **費用対効果**
ある医療行為の単位効果あたりにかかるコスト

　ここでの単位効果とは、質調整生存年のように医療行為による改善効果を数値化したものの、1単位の効果を指す。費用対効果は、臨床現場で

は(1)複数の医療行為の効率性の評価、のために行うが、より広い立場で(2)その医療行為が保険診療として許容できるか、の判断にも用いられる。

　費用対効果を算出するには、一般的には医療経済学的な研究を行う必要がある。しかし、ジェネリック医薬品やバイオシミラーへの切り替えのように、単位効果がほとんど同じとみなせる医療行為の比較を行う場合は、最も費用が小さいものを選択すればよい(医療経済学での費用最小化分析にあたる)。

■ 診療ガイドライン

特定の医療行為について、患者と医療者のEBMに基づいた意思決定を支援するために体系的に作成された文書

　多忙な日常診療でEBMの4手順(5手順)を実践するのが困難なこともある。EBMの手順の批判的吟味にあたるものとして、エビデンスレベルや論文数を考慮した「推奨度」が示されており、診療ガイドラインは日常診療におけるEBMの実践の推進を助けるものとなる。

　本邦では、日本医療機能評価機構の「Minds(EBM普及推進事業)」が、公開された診療ガイドラインを収集し、評価選定の上、著作者の許諾にもとづきMindsガイドラインライブラリーに掲載している。

文献
- 福井次矢：EBM・臨床疫学キーワード150，2006，医学書院，東京．
- 原野悟：EBMがわかる疫学と臨床判断，2002，新興医学出版社，東京．
- Fletcher RH，Fletcher SW，Fletcher GS：臨床疫学 EBM実践のための必須知識(福井次矢)，第3版，2016，メディカル・サイエンス・インターナショナル，東京．

C3 クリニカル インディケーター
clinical indicator

■ **クリニカル インディケーター**
医療の質を評価するためのものさし

　医療の質を可視化して計測をし、評価を行わなければ、PDCAサイクルを回すことはできない。クリニカル インディケーター(臨床指標)は、医療の質や安全性を定量的に評価するための指標である。クリニカル インディケーターを計測することにより、どうなればよいのかといった目標(あるべき姿、望ましい状態、期待される成果)と、どうなっているのかといった現状(実際の姿、予想される状態、予期せぬ結果)を比較し、その差異から問題を発見することができる。また、クリニカル インディケーターをパフォーマンス指標として多施設間比較に活用することで、相対評価を通じて自施設の立ち位置を知り、自施設における優れた点と改善すべき点を明確にし、ベンチマーキングを行うことができる。

■ **ストラクチャー、プロセス、アウトカム**
医療の質を評価するための要素

　医療の質評価は、ドナベディアンによって示された「ストラクチャー(構造)」、「プロセス(過程)」、「アウトカム(成果)」の3つの視点から一般的に行われる。
　ストラクチャーは、期待される成果を生み出す環境として、機能的要素に係るクリニカル インディケーター(例：労働環境、モノや人の配置など、医療を提供するための諸条件)を通じて評価される。プロセスでは、現今の医療水準において専門家パネルや診療ガイドラインで推奨されている、あるいはエビデンスが確立している診療やケアなどをクリニカル インディケーターとして評価が行われる。アウトカムにおいては、提供した医療の結果として患者にもたらされた臨床的アウトカム(有害事象の発生

率、死亡率、再入院率など)、患者立脚型アウトカム(QOLの向上、治療やケアなどに関する患者満足度など)に加え、経済的アウトカム(医薬品や医療材料の使用量、医療費など)のクリニカル インディケーターによって評価が行われる。

■ リスク調整
多施設間比較における各施設が持つリスクを、統計手法を用いて考慮すること

　死亡率や再入院率などは、患者の疾病や重症度などに影響を受けることから、これらの因子を考慮しないで、多施設間比較を行った場合、リスクの高い患者を多く受け入れている施設が成績不良になる結果を招く。このため、アウトカムのクリニカル インディケーターを用いて多施設間比較を行う場合には、必要に応じて、リスク調整を行うことが求められる。

■ クリニカルパスにおけるクリニカル インディケーター
クリニカルパスを通して医療水準を向上させるための重要な指標

　クリニカルパスには、現今の医療水準において最良のアウトカムを達成することのできる医療行為をベストプラクティスとして設定する。しかし、パスにこれらを設定しても、適正に遵守し、実施されなければ、アウトカムの達成は困難となる。このため、重要なベストプラクティス(重要な医療者アウトカムという意味でのクリティカル インディケーター)の遵守状況はプロセス(過程)のクリニカル インディケーターと捉えることができる。未実施に対してはバリアンス分析を行い、改善につなげる。また、重要な患者アウトカム(クリティカル インディケーター)の結果は、アウトカム(成果)のクリニカル インディケーターと捉えることができる。この成績が不良な場合や自施設よりも優れた成績をおさめている施設がある場合には、アウトカムの向上に向けて、要因を調査・分析し、パスに設定された診療・ケア計画の見直しを行う。

C4 ナレッジ・マネジメント
knowledge management

■ ナレッジ・マネジメント
知識を駆使して創造的に組織を運営すること

　この知識は既存の知識のみならず、組織的に新しく創造される知識を含む。個々の既存の知識は明示化して組織で共有する。共有された知識から新しい知識が創造され、組織全体が発展的に運営される。知識には暗黙知と形式知があり、SECIモデルという知識創造のプロセスを繰り返すことで、組織全体が常に多くの新しい知識で活性化される。

■ 暗黙知
経験から体得した可視化・明文化することが困難な知識

　ベテランの職人などが持つ、コツ、勘、伝承の技などもこれにあたる。医療の分野でも、特に技術系は徒弟制度の名残りがあり、暗黙知を共有しないで弟子に伝承する傾向にある。極端な場合はだれにも教えないケースもある。ある程度経験しないとできないこともあるが、知識は明示化して共有することで、効率的かつ標準的に教育や訓練ができ、組織全体のレベルアップにつながる。

■ 形式知（明示知）
明示することが可能な客観的な知識

　マニュアル、テキスト、教科書、参考書、レシピ、工程表などは、専門職の知識を可視化した形式知である。医療者用パスは、医療者の暗黙知を形式知として可視化したものである。暗黙知を可視化して形式知にし、組織の改善に活用する。暗黙知には個人や所属する組織によってバリエーションがあるが、形式知にできればチームで検討して標準化や改良ができる。

　暗黙知から形式知が創られ、形式知をもとにさらに暗黙知が生み出され

るのを繰り返すことで、組織の知が創造され続ける。

■ SECIモデル
知識創造のプロセスのモデルでsocialization（共同化）、externalization（表出化）、combination（連結化）、internalization（内面化）の頭文字をとったもの
　SECIモデルはPDCAのようなサイクルではなくスパイラルの形をとる。つまり、S→E→C→Iを繰り返してらせん状に回るうちにどんどん知識の輪が広がっていくことになる。
　「共同化」では、個人の暗黙知をグループで共有する。病棟で複数の医師、看護師、薬剤師などの多職種が集まって、クリニカルパスを作成する際には、まず各々の暗黙知を共同化する。各職種の先輩の医療は暗黙知でもあり、それを真似るのも、経験しながら学習するのも共同化である。
　「表出化」で、共同化された暗黙知について、グループ内でディスカッションして形式知に変換する。この際には参考書や診療ガイドラインなどに加えて、他の病院のパスやデータなども参考にして作成する。マニュアルやレジメンの作成も暗黙知を明文化する表出化である。
　「連結化」では、各部署やチームで表出化された形式知を持ち寄って組織全体で検討する。パス委員会などで、病院全体のパスを持ち寄り、さらにはパス大会を開催して、組織全体で形式知をブラッシュアップする。既存のパスをリニューアルするのも病院全体で連結化して行うことで、病院全体の形式知が改善される。
　「内面化」では、連結化された形式知を現場に持ち帰り実践する。全体でブラッシュアップされたパスを、現場で実際に使用して経験を積んで、活用の現場で再び暗黙知を体得する。バリアンスを集積してバリアンス分析を行う。そして、また新たに得られた暗黙知を表出化して、現場のチームでパスの改善案を話し合う。医療は常に進歩するので、このプロセスは繰り返されて病院全体の形式知も進化し続ける。

文献

- 野中郁次郎,紺野登:知識経営のすすめ−ナレッジマネジメントとその時代,1999,筑摩書房,東京.
- 近畿クリニカルパス研究会:医療・福祉のナレッジ・マネジメント,2003,日総研出版,名古屋.

C5　パス活動
pathway activities

■ 運用
パスの認可から見直しまで一連の業務の監視と支援

- 認可

多くの施設では、作成されたクリニカルパスをパス委員会が審査し、認可されたパスが使用可能となる。パスの形式や内容の認可基準を明示することで、審査が容易になる。委員会の審査ではなく、パス大会で検討して認可する、作成したパスを少数例に使用して修正したものを認可する、としている施設もある。認可されていないパスが使用されている場合、医療の質が保証されないツールになっている可能性がある。

- 管理

管理には、パスの管理と使用状況の管理がある。

パスの管理としては、現在使用されているパスの認可年月、改訂年月、版数などを掌握する。紙パスではパスシートの保管や印刷も管理業務となる。旧版のパスが使用されないようにしなければならない。また、長期間見直しがされていないパスを見つけ、見直しを促すことも重要である。

使用状況の管理としては、現在使用中のパス、すでに終了しているパスがどれだけあるか、診療科や病棟別の集計を行い、使用率（**C5参照**）などを算出する。現状把握だけでなく、活動方針を決めていくための重要な情報となる。

- 見直し

何らかの方法でパスを見直すことが医療の質の向上につながる。本学会のパスの定義（**C参照**）では、見直しまで行うことを求めている。バリアンス分析（**B3参照**）、アウトカム評価[1]、ベンチマーキング（**C1参照**）などが代表的な手法である。日常診療業務ではないため、何らかの動機づけや支援が必要である。定期的に見直しを行うことが推奨されているが、パス大

会(**C5参照**)や学会を機に行っている施設が多い。

■ 使用率・適用率
パスがどの程度使われているかを示す指標の1つ

　本学会では、[1種類でもパスを使用した患者数／全退院患者数]を使用率として毎年アンケート調査を行っている。各種団体がそれぞれの定義を出しており、分子が患者数、パス数、延べ適用日数であったり、分母も入院患者数、退院患者数、延べ入院患者日数であったりとさまざまである。カウントされるパスも、短期のパスや部門だけで適用するパスまですべてにする場合と、入院から退院までの多職種で適用されるものだけにする場合など、統一されていない。また、使用率・適用率といった名称も統一されていない。使用目的に合わせた言葉の定義が望まれている。

■ パス監査
適用されたパスが正しく使用されていたかどうか調べること

　作成されたパスの審査とは異なる。記入漏れやチェック漏れ、終了時の手続きが正しく行われているかなどの量的監査と、バリアンスへの対応が正しく記載されているかなどの質的監査がある。パス使用の精度を高めるのに有効である。

■ パス委員会
パス活動を行うために院内に設置された横断的組織

　パスの管理・運用を目的として、多職種からなる委員会を設立している施設が多いが、看護部内の委員会として活動している施設もある。組織横断的に活動するために委員会という形態をとっているが、病院組織の中に組み入れ専従職員を配置している施設もある。委員会とは別にリンクナース制度を導入している施設もある。

　主な業務は、パスの作成あるいは支援、パス内容のチェック、パスの改訂あるいは支援、パスの管理・集計、パスの研究あるいは支援、パスの教

育、パス大会の運営などである。業務に合わせて委員会を細分化し、部門別に活動することが推奨されている。

■ パス専任
パス関連業務を専らの業務として勤務時間内に行う職員

　パス関連業務の拡大により、パス専任職員を配置する施設が出てきている。当初は看護師が多かったが、診療情報管理士や事務員も増えてきている。業務は委員会業務とはほぼ同じだが、時間内に正規業務として行うことができ、当該職員のモチベーションアップ、現場スタッフからの質問への即時対応などのメリットは多い。

■ パス大会
パス活動の一環として、多職種が一堂に会して開催されるイベント

　パスの教育や普及・進化などを目的に開催される。形式は、口演発表・多職種による討論・講演などさまざまであり、決まった形式があるわけではない。職員の啓発やパス活動の活性化として利用することができる。院外からの参加者を受け入れる公開パス大会、複数の施設で開催する合同パス大会も行われている。

文献
1) 勝尾信一：第6章 医療の質の向上，クリニカルパス概論（日本クリニカルパス学会学術委員会），2015，53-60，サイエンティスト社，東京．

D
診療記録

- **D1 診療録** ……………………………………… 65
- **D2 看護記録** …………………………………… 72
- **D3 薬剤記録** …………………………………… 75
- **D4 栄養記録** …………………………………… 78
- **D5 その他** ……………………………………… 81

D 診療記録

　診療記録とは、どのような医療行為を選択・実施し、患者の状態がどのように変化したのかを、後から参照できるように記載、保存したものである。本章においては、**診療録**（**D1参照**）で診療録を含めた診療記録全般に係る事項の、**看護記録**（**D2参照**）、**薬剤記録**（**D3参照**）、**栄養記録**（**D4参照**）では職種別記録に特化した解説を行った。クリニカルパスをチーム医療推進のツールとして有効利用していくためには、他の職種による数多くの記録も重要である。その一部を**その他**（**D5参照**）で取り上げた。

　診療記録一つひとつが、患者の診療情報の一部であり、質の高い医療やケアを提供する、つまりアウトカムを達成するために必要な情報である。しかし、（ほぼ）すべての診療情報を詳細に記録すると、膨大な労力が生じるが、参照されない情報も多数記録してしまい、効率が悪い。このため、何をどのように記録するかが問題となる。診療記録には、医師法や療養担当規則等の法令上で作成、保存が求められるものや、診療報酬算定のための要件があり、まずそれらを満たす必要がある。その上で、記録を他職種からも参照しやすく、医療の質管理のための二次利用にも配慮することが望まれる。

D1　診療録
medical record

■ 診療録（カルテ）
医師法に基づき医師が記載した診療記録

　医師が、症状や治療方法等を記載したもの。医師法第24条により、医師は診療をしたときは遅滞なく診療録を記載し、5年間保管することが義務付けられている。その記載内容は医師法施行規則で、診療を受けた者の住所、氏名、性別、年齢、病名、主要症状、治療方法（処方及び処置）、診療の年月日と定められている。保険医療機関及び保険医療養担当規則（療養担当規則：健康保険法等の保険関係法令に基づいて設けられている厚生労働省令）では、医療保険、介護保険、保険外で診療録を区別することを義務付けている。

■ 診療情報
診療の過程で患者の身体状況等について医療従事者が知り得た情報

　厚生労働省の「診療情報の提供等に関する指針」では、診療の過程で、患者の身体状況、病状、治療等について、医療従事者が知り得た情報と定義されている。この定義によれば記録に残されない診療情報もあるが、実務上は、診療記録に記載された情報を指すことも多い。

■ 診療記録
診療情報について作成、記録または保存された書類、画像等の記録の総称

　医師法に基づく診療録や、処方せん、手術記録、看護記録、検査所見記録、エックス線写真、紹介状、退院した患者に係る入院期間中の診療経過の要約、その他医療法に基づく診療に関する諸記録を含めた「診療の過程で患者の身体状況、病状、治療等について作成、記録又は保存された書類、画像等の記録」の総称と厚生労働省の「診療情報の提供等に関する指針」によって定義

されている。療養担当規則では、療養の給付の担当に関する記録をその完結の日から3年間(診療録は5年)保存するよう義務付けている。

　また、日本診療情報管理学会が、適正な医療を実施し説明責任を果たしていることを示す等の観点から、診療情報の記録について「**診療情報の記載指針**」として一般原則をまとめている。同指針においては「有効なチーム医療を実践するために、診療・看護をはじめとする各部門の記録が相互に参照可能である必要がある。」と指摘しており、このような望ましい診療記録のあり方の観点から、クリニカルパスの活用も推奨している。

　「**診療記録の追記や訂正**」については、法令上特に制限されていないので、必要に応じて行うことができる。ただし、改ざん等の疑義が生じないよう、手書きの場合は訂正箇所を二重線で消し、訂正印を押した上で加筆する等の対応を取ることが一般的である。

■ 入院診療計画書
医療法に基づき患者、家族へ入院に関する説明を行うため医師が作成する書面

　医療法第6条の4により、医師は入院日から7日以内に、入院の原因となった傷病名、主要症状、診療(検査・手術・投薬・看護・栄養管理)の計画、推定される入院期間を、書面で説明しなければならない。この書面を入院診療計画書という。患者用パスは、これらの記載事項を網羅できるので、入院診療計画書として使用することができる。

■ インフォームド・コンセントの記録
医療法における医療提供者の説明義務に係る説明・理解と同意の記録

　医療法第1条の4では、医師、歯科医師、薬剤師、看護師その他の医療の担い手に対し、「医療を提供するに当たり、適切な説明を行い、医療を受ける者の理解を得るよう努める」義務を課している。この適切な説明を行い、理解した上で同意したことを記録したものが、インフォームド・コンセントの記録である。血液製剤を投与する際や、治験などを除き、どのような場面でこの記録を用いるかは、病院の裁量に委ねられている。手術

はもちろん、昨今では血管造影など侵襲性の高い検査・処置に対して幅広く同記録が作成されるようになっている。

■ 指示・実施記録
医師が看護師等に対して診療行為の実行を指示し、どの看護師等がいつ指示を実施したかを明確にするための記録

　指示記録とは、医師が看護師等に対して、注射・検査等の診療行為を実行することを指示(いわゆるオーダー)するための記録をいう。これに対し、実施記録とは、どの看護師等がいつ指示を実行したかを明確にするための記録をいう。一般論として、指示記録は実施記録に先立って作成される。ただし、患者の状態に応じて実施すべきであり、よって実施のタイミングを特定できない場合は、実施日時に代えて実施条件を指定する(たとえば、発熱時オーダー)。なお、多くの診療行為は対象物(投与する医薬品や、採取物を入れる検体容器等)がなければ実施できないため、関係部門から対象物を病棟等に出庫してもらう必要がある。このため、医師からの指示を確認し、その指示を実行するために関係部門に出庫を依頼したことを明確にするため、指示記録と実施記録の間に「指示受け記録」を発生させる場合もある。これらの記録は、同一の様式上で運用される。

■ 退院時サマリー
患者の治療・ケアの継承に必要な情報の共有のため、入院患者の経過、転帰等を退院時に作成した要約

　医療法上の正式名称は「退院した患者に係る入院期間中の診療経過の要約」で、診療報酬上の名称は「退院時要約」。特定機能病院、地域医療支援病院では、同法により2年間分のサマリーの保管が義務付けられている。また、診療録管理体制加算1を算定する病院では、全退院患者の9割以上の退院時サマリーを、退院翌日から14日以内に中央病歴管理室に提出することとされている。なお、退院時サマリーの記載事項は各病院が定めるが、一般的には、確定診断名、現病歴、入院時経過、転帰などを記載する。

なお、退院時サマリーは医師が作成する文書であるが、必要に応じて看護師や理学療法士等が「看護サマリー」など職種ごとのサマリーを作成することもある。

■ 電子カルテシステム
診療録を含めた診療記録を記載し、ならびに保存するための情報システム

　電子カルテシステムの範囲は必ずしも医師の診療録に限定されておらず、日本医療情報学会の見解では「多くの業種」に関する「多くの情報種」を含むものとされている。

　各医療機関は、診療記録を電子保存する場合は、運用面と技術面の双方から、法的に保存義務のある文書等の電子保存の要件とされている「**電子保存の3基準**」（真正性、見読性および保存性）を満たすことが義務付けられている。個別の要件は、厚生労働省の「医療情報システムの安全管理に関するガイドライン」で定められている。

　「**電子保存されている記録の追記や訂正**」については、医療情報システムの安全管理に関するガイドラインにおいて、真正性確保の観点から「追記・訂正・消去することも日常的に行われるものと考えられるが、追記・訂正・消去するごとに入力者及び確定者が明確になっている必要」があり、保存性を確保する観点からも「消去した文言」そのものは残すことが義務付けられている。

■ オーダエントリーシステム
処方・検査等の指示を実施者と医事会計に伝達する情報システム

　オーダエントリーシステムは、医師が発行した処方・検査・給食等の指示（オーダー）を、その指示を受けて各行為を実行する薬剤師・臨床検査技師・管理栄養士等に伝達するとともに、その実施を記録し、会計情報として医事会計システムに送信する情報システムをいう。なお、「オーダリングシステム」と呼称されることも多いが、これは和製英語である。

■ PACS（picture archiving and communication systems）
医用の静止画および動画データの保存・通信を支援するシステム

　X線撮影装置等の医用画像撮影装置から得られた画像データを保管し、医療従事者の求めに応じて提供するシステムをいう。画像データは、放射線検査、超音波検査、内視鏡検査など多部門で発生するので、これらを一元管理することができる。検査件数が最も多いことから、放射線検査部門で管理している病院が多い。

■ EMR/EHR/PHR
電子診療録（electronic medical record）、電子健康記録（electronic health record）、個人健康記録（personal health record）の略

　一般論として、電子診療録は単一の病院における電子カルテとほぼ同義で用いられ、電子健康記録は複数の病院や施設をまたぐシステムで管理する記録を指し、個人健康記録は住民・患者自らがアクセスでき生涯利用するシステムで管理する記録を指す。ただし、いずれも厳密な定義がないため、必ずしもその範囲は明確でない。電子的に運用されている地域連携パスは、EHRとみなすことも可能である。

■ 標準コード
複数の病院、ベンダーで相互運用できるように標準化した医療情報システムのコード体系

　医療情報システムにおいては、診療内容を表現するために、医療用語とコードを組み合わせて体系化されている。複数の病院で情報連携を行ったり、異なるベンダー間でシステム更新を行うことを想定すると、単一の病院かつ特定のベンダーのシステムでしか理解できないコード体系を実装することは効率的とはいえない。このため、このコード体系を複数の病院やベンダーで相互運用できるように、専門学会や団体等が標準コードの策定を行っている。

　厚生労働省は、医療分野で適切な情報化を進めるために、保健医療情報標

準化会議での審議に基づき、同省の医政局長・政策統括官連名通知によって「保健医療情報分野の標準規格」として「**厚生労働省標準規格**」を示している。医療機関に対しては、その実装を強制することはしないものの、標準化の意義を考慮することを求めている。また、厚生労働省が行う医療情報システムに関する事業では、同規格の実装を前提とすることが定められている。

厚生労働省標準規格の制定に際しては、標準に関する関係者合意を形成しうる団体として、医療情報に関連する専門学会や団体で構成する「**医療情報標準化推進協議会（HELICS協議会）**」を選定している。HELICS協議会では、各学会等が策定した標準コード等の規格を審査した上で「医療情報標準化指針」として採択し、採択した規格を厚生労働省標準規格とするよう提言を行っている。

■ 医療情報システム開発センター（MEDIS-DC）
厚生労働省が、標準マスターの作成や維持管理を委託している一般財団法人

厚生労働省標準規格のうち、病名、医薬品、臨床検査、歯科病名、看護の5分野の標準マスターは、同団体が維持管理を行っている。これらのマスターは、同財団のウェブサイトから、無償で提供されているものもある。

■ 診療情報開示
患者等の求めに応じ、診療記録を閲覧に供することまたは診療記録の写しを交付すること

診療情報の「提供」とは、口頭による説明、説明文書の交付、診療記録の開示等具体的な状況に即した適切な方法により、患者等に対して診療情報を提供することを指し、「開示」とは異なる位置付けとされている。

なお、「**個人情報保護法**」では保有個人データの開示義務が謳われているので、診療情報の開示は同法に基づいて行うこともできるが、実務上は「診療情報の提供等に関する指針」に基づく医療従事者から患者への情報提供の一環として開示することが一般的である。

「個人情報保護法」では、病院を含めた個人情報取扱事業者の義務として、

個人情報の利用目的の公表や、個人データの第三者提供の制限なども定めている。しかし、診療記録の二次利用の過度の制限は医療分野の研究開発の阻害要因となる。このため、複数の病院をまたぐ大規模研究を行いやすくし、医療分野の研究開発に資することを目的として「**次世代医療基盤法**」(正式名称は「医療分野の研究開発に資するための匿名加工医療情報に関する法律」)が2018年に施行された。同法では、患者から提供停止の申出がない限り、病院がその患者の医療情報を、認定匿名加工医療情報作成事業者(認定事業者)に提供することを認めている。認定事業者は、匿名加工を行った上で、その医療情報を含むデータベースを製薬会社などに提供することができる。

D2 看護記録
nursing record

■ **看護記録**

看護職が記載した看護実践の一連の過程の記録

「看護記録」とは、あらゆる場で看護実践を行うすべての看護職の看護実践の一連の過程(看護職による観察と査定、支援内容の明確化、計画立案、実行、評価)を記録したものである[1]。看護記録の目的は、看護実践の証明、看護実践の継続性と一貫性の担保、看護実践の評価および質の向上を図ることである[1]。専門的な判断をもとに行った看護実践の記録を客観的かつ正確な記録として明示することで他職種と共有し、看護の透明性や質を担保できる。看護師が実践した行為を記録するだけではなく、患者や他職種との情報交換の手段や実践したケアの評価ケアの質を高めるための資料としての位置付けでもある。

看護記録は、看護実践の一連の過程に対応するよう、「基礎情報(データベース)」、「看護計画」、「経過記録」、「要約(サマリー)」の様式で記載されることが一般的である。これらの様式に含まれる項目やどのような様式を用いるかは、各施設で設定されるものである[1]。クリニカルパスには、看護記録として標準計画と経過記録が含まれる(**図D2-1**)[1]。

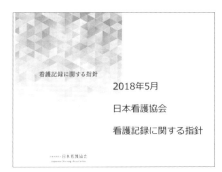

- クリニカルパスには、看護記録として標準計画と経過記録が含まれる。
- クリニカルパスにおける標準計画：目標を達成するために必要とされる看護実践を1日ごとに設定した標準計画である。
- クリニカルパスにおける経過記録：計画された看護実践を実行したことを記入する。

図D2-1　看護記録に関する指針　日本看護協会
(文献1を改変)

保健師助産師看護師法では、助産師が記載する助産録のみが義務付けられており、その保存期間は5年間である。特定機能病院、地域医療支援病院では、医療法により2年間分の看護記録の保管が義務付けられている。保険医療機関及び保険医療養担当規則では、看護記録は療養の給付の担当に関する記録にあたり、保存期間はその完結の日から3年間である。

■ **看護計画**
看護を必要とする人の健康問題と期待する成果、期待する成果を得るための個別的な看護実践の計画

　上記の定義は、日本看護協会の看護記録に関する指針[1]による。診療報酬制度では、入院している個々の患者について計画的に適切な看護を行うため、看護計画の作成を義務付けている。この「看護を必要とする人の健康問題（プロブレム）」ごとにプロブレムリストを作成し、個々のプロブレムごとに観察計画（observation plan: OP）、ケア計画（therapeutic plan: TP）、および指導計画（education plan: EP）に分けて、具体的な援助計画を記載する。

　看護計画の品質を確保するとともに迅速な計画立案を行うためには、典型的なプロブレムに対して標準的な援助計画を立案し、個別の計画を立案する際に参照できるようにすることが効率的である。この参照に用いる看護計画のことを、標準看護計画という。

■ **看護診断**
看護の観点から人の健康問題を表現するための用語体系の1つ

　NANDA Internationalが開発を行っているため、この用語体系のことをNANDAと呼称することもある。また、看護介入分類（nursing intervention classification: NIC）や、看護成果分類（nursing outcome classification: NOC）とあわせて用いられることから、3つの分類を合わせてNNN（NANDA-NIC-NOC）とよぶこともある。

　看護の観点を重視したプロブレムを表現しやすいという利点がある一方、患者や他の職種にはわかりにくいという指摘もある。一部の病院では、

NNNの用語体系を援用してクリニカルパスの作成を行っている。

■ 経過記録
治療、処置、看護実践、患者の意向や訴え、健康問題等の経過の記録

　プログレスノートともいい、患者の経過や、行った診療行為の内容を記載するための記録。経過記録には、叙述的記録や経過一覧表などのいくつかの方法があり、各施設で行った看護実践が的確に記載されるような方法を選択している。叙述的記録には、経時記録、SOAP方式などがある。

■ POS（problem oriented system、問題志向型システム）
患者のもつ医療上の問題や患者を取り巻く問題点に着目し、その問題点の解決を目指す作業システム

　POSは1968年にウィード（アメリカ）が提唱したものである。このシステムに基づく記録を「**問題志向型医療記録（problem oriented medical record: POMR）**」としている。POMRによる経過記録は、次のSOAP方式を繰り返して毎日の経過を論理的に記載する様式である。POSに基づく看護記録を、特に問題志向型看護記録（problem oriented nursing record: PONR）とよぶ。

　　S - 主観的情報（subjective data）：患者の訴えや症状
　　O - 客観的情報（objective data）：診察所見や観察などの情報
　　A - 評価（assessment）：SとOに対する判断、解釈
　　P - 計画（plan）：Aをもとに今後実践すべき計画

文献
1) 日本看護協会：看護記録に関する指針，2018，公益社団法人日本看護協会，東京．
- 日本診療情報管理学会：診療情報学，第1版，2010，医学書院，東京．
- 日本診療情報管理学会：診療情報の記録指針（旧診療録記載指針　改訂版），2017年3月改定，一般社団法人日本病院会日本診療情報管理学会，東京．

D3 薬剤記録
pharmaceutical record

■ 薬剤管理指導記録
直接服薬指導、服薬支援その他薬学的管理指導を行った記録

　薬剤師が医師の同意を得て、直接服薬指導、服薬支援その他の薬学的管理指導(処方された薬剤の投与量、投与方法、投与速度、相互作用、重複投薬、配合変化、配合禁忌等に関する確認ならびに患者の状態を適宜確認することによる効果、副作用等に関する状況把握を含む)を行うと、要件を満たせば薬剤管理指導料を算定できる。その場合、薬学的管理指導の内容を薬剤管理指導記録として残す必要がある。薬剤管理指導記録には、薬学的管理指導の内容の他、患者属性、投薬・注射歴、副作用歴、アレルギー歴、患者への指導・患者からの相談事項、実施日、記録日等を記載する。

■ 病棟薬剤業務
病棟薬剤師が医療従事者の負担軽減および薬物療法の有効性・安全性の向上に資する業務

　病棟専任の薬剤師が、病院勤務医等の負担軽減および薬物療法の有効性、安全性の向上に資する業務(病棟薬剤業務)を実施する場合、要件を満たせば入院基本料等に病棟薬剤業務実施加算を算定できる。
　病棟薬剤業務は薬剤師単独の業務とみなされがちであるが、「医療スタッフの協働・連携によるチーム医療の推進」(医政発0430第1号厚生労働省医政局長通知、2010年)に挙げられた、チーム医療に係る業務も含まれる。たとえば「**治療薬物モニタリング**」(therapeutic drug monitoring: TDM．患者の薬物血中濃度を測定し、適正な用法・用量を設定する手法)に基づき、医師に対し薬剤の変更等を提案することも病棟薬剤業務である。このように、病棟薬剤業務には医療従事者に対する業務(医薬品情報提供や処方提案など)を含むため、業務の記録は「**病棟薬剤業務日誌**」として残す。ただし、

患者の薬物療法に直接的に関わる業務（安全管理が必要な医薬品等の説明、処方提案に伴う薬剤の変更など）については、その内容を日誌だけではなく、可能な限り診療録にも記録する。

■ **調剤録**
保険薬局が薬剤の支給に関し必要な事項を記載した記録

　薬剤師法により、薬局の開設者は調剤録を備え、薬剤師は必要な事項を調剤録に記入する。必要な事項は、薬剤師施行規則に定められた、患者の氏名・年齢、調剤内容と調剤日、調剤した薬剤師の氏名、処方箋の公布日と交付した医師・歯科医師の氏名と医療施設の名称と所在地、疑義照会を行った際の内容である。保険薬局における保険調剤録には、患者の保険に関する情報、保険点数、患者負担金等も記載する。調剤録は最終記入日から3年間保存しなければならない。ただし保険調剤録は、調剤済みの処方箋に調剤録と同様の事項を記入したもので代えることができる。このため、調剤済みの処方箋の裏面等に必要事項を記載して、別途調剤録を作成しないこともある。

　病院・診療所の院内調剤では、調剤録に関する定めはない。しかし、調剤日、調剤した薬剤師の氏名、疑義照会の内容等、調剤録に準じる事項を、調剤時に処方箋に記入することが一般的である。

■ **疑義照会**
処方内容に疑わしい点や不明な点がある場合に薬剤師が処方医に問い合わせて確かめること

　薬剤師法には、「薬剤師は、処方せん中に疑わしい点があるときは、その処方せんを交付した医師、歯料医師又は獣医師に問い合わせて、その疑わしい点を確かめた後でなければ、これによって調剤してはならない」とある。疑わしい点を確かめる行為が疑義紹介であり、調剤時に疑義照会を行った際は、調剤録等に疑義紹介の内容と処方が変更になった場合は変更内容を記録する必要がある。

ただし、処方内容について疑義が生じる機会は調剤時のみではない。調剤時以外でも、病棟や外来化学療法室などで処方内容に疑義が生じた場合は、薬剤師は疑義照会を行い、疑義の内容等を診療録等に記載する。

■ 服薬アドヒアランス
患者が自らの積極的な意思で正確な服薬を行うこと

　患者は処方どおりに正しく服薬するとは限らない。かつては、「患者が医療者の指示に従う」コンプライアンスの概念で、服薬を順守させようとしていた。しかし、服薬の成功には、服薬を妨げる因子は何か、それを解決する方法を医療者と患者がともに考えることが必要であるため、患者自身の治療への積極的な参加が重要とのアドヒアランスの概念に移行した。

　薬物療法の評価は、処方に従い服薬されている前提で行われることが多い。服薬アドヒアランス不良にもかかわらず、その情報がなく、かつ薬物療法が奏功しない場合は、薬剤の増量や別の薬剤の追加、ひいては「**ポリファーマシー**」につながりがちである。薬剤師は、持参薬チェック時の残薬数や患者面談で服薬アドヒアランスを確認し、特に服薬アドヒアランス不良の際は記録を残し情報共有する必要がある。また、薬剤管理指導記録の投薬歴は、処方歴ではなく、服薬忘れも含めた実際の服用歴とする。

D4 栄養記録
nutrition record

■ 栄養管理計画書
特別な栄養管理が必要な患者に対し栄養障害のリスクと栄養管理計画を記載した書面

　「栄養管理体制」については「院内感染防止対策」「医療安全管理体制」「褥瘡対策」などと同じく、「適正に行われていることが当然かつ必須」ということになり、入院基本料算定の要件として包括された。

　入院時に「栄養サポートの必要性の有無」について**入院診療計画書**に記載する。「入院診療計画書」の内容は、クリニカルパスのある疾患ではパスそのものであり、パスに栄養サポートの必要性の有無、すなわち「入院時栄養評価」の項目を入れておけば有用かつ効率的である。

　栄養サポートが必要と判断されれば**栄養管理計画書**を作成する。計画書には「栄養障害のリスク」「栄養評価」「栄養補給に関する事項(栄養補給量、栄養補給経路、嚥下調製食の必要性)」「栄養指導の必要性と内容・予定日」「栄養状態の再評価スケジュール」などを記載する。書類の作成は管理栄養士が担当することが多い。

　栄養管理計画で「NSTの介入が必要」と判断された場合は、NSTにコンサルトされる。

■ 栄養評価(栄養アセスメント)
栄養指標(アセスメントツール)を用いて栄養状態を評価すること

　栄養指標には、身体計測(体重、BMI、体重減少率、％理想体重など)、血清アルブミン濃度などの客観的指標の他に、栄養摂取状況、ADL、消化器症状など、問診や観察で得られる主観的な指標も用いられる。

　入院時には医師と看護師が患者を問診することが多いので、両職種の主観的栄養評価によって、早期に栄養障害をアセスメントし、適切な栄養サ

ポートを行うことが、合併症の減少や早期回復につながる。

　栄養評価と栄養サポートは退院後も継続することが重要である。退院(転院)時には連携機関に対して「退院後の診療等の療養に必要な情報」として看護および栄養管理に関する情報も提供することが「**退院時共同指導**」として評価される。

■ 栄養療法
栄養サポートにより栄養状態を改善させる治療法

　必要十分な量の栄養(三大栄養素とビタミン・微量元素など)を、経口栄養法、経腸(経鼻胃管・胃瘻・空腸瘻)栄養法、静脈栄養法(末梢静脈栄養法・中心静脈栄養法)などの経路から投与する。

■ 栄養サポートチーム(nutrition support team: NST)
多職種で横断的に栄養サポートを行う医療チーム

　医師、歯科医師、薬剤師、看護師、管理栄養士、臨床検査技師、言語聴覚士、理学療法士、作業療法士、歯科衛生士など、栄養管理にかかわる複数の職種で構成される。

　栄養評価(栄養アセスメント)に基づいて、栄養療法を行い、患者の栄養状態を改善・回復させることにより、傷病からの早期の回復と退院(社会復帰)を図る。

　感染対策チームなどと同様に、診療科や病棟別ではなく、病院・施設全体の患者の栄養サポートを行う。

■ 栄養サポートチーム加算
国が定める基準を満たせば、NSTによる共同診療で算定できる診療報酬

　所定の研修を修了した医療職の人員配置などが施設基準に適合していることが必要である。1日あたりの算定患者数は1チームにつきおおむね30人以内、週1回200点が算定できる。

　常勤の専任の医師、看護師、薬剤師、管理栄養士で構成されるチームで、うちいずれか1名は専従であることが条件であるが、当該患者数が1日15

人以内であれば専任でもよい。歯科医師(非常勤も可)が共同して診療を行った場合には、**歯科医師連携加算**としてさらに50点が加算できる。

「栄養管理計画」の策定に係る栄養状態スクリーニング(栄養評価)で血清アルブミン濃度が3.0 g/dL以下などで栄養不良と診断された患者、栄養摂取が不十分なために静脈栄養法や経腸栄養法を行っている患者、その他NSTによる栄養サポートが必要と判断された患者などが対象となる。

記録としては「栄養管理計画書」「栄養治療実施計画兼栄養治療実施報告書」の作成が求められる。これらの様式は**医科診療報酬点数表**に「別紙様式」として記載されている。

栄養治療実施計画兼栄養治療実施報告書には、「NST回診実施者」、「栄養評価」、「栄養管理法」、「栄養投与組成と投与量」、「栄養状態の改善評価」他の記載が必要で、当該患者に内容を説明の上で交付しなければならない。適切な栄養サポートのためには、これらの書類とは別にNSTカルテを作成して、栄養サポートの診療経過を記録することが望ましい。

■ 栄養食事指導
栄養状態の改善のための栄養や食生活に関する教育的指導

「**入院栄養食事指導料1**」は、「医師が必要と認めた者」、または「がん患者」、「摂食機能または嚥下機能が低下した患者」、「低栄養状態にある患者」に対して、管理栄養士が医師の指示に基づき、初回30分以上(260点)、2回目20分以上(200点)の指導を行った場合に、入院中2回に限り算定できる。

指導記録はPOSによるSOAP方式で記載されることが多い。内容は「基礎データ」として「病歴・家族歴」、「食生活状況」、「身体計測」、「臨床検査所見」、「問題リスト」として「食習慣」、「病態」、「性格」、「金銭面」、「家庭環境」などが挙げられる。「治療計画」では「栄養摂取量」、「栄養組成」、「食品構成」、「調理法」、「身体計測」、「運動療法」、「患者と家族の教育」などを策定する。記録は診療録に添付するなどして残さなければならない。

外来で引き続き自施設でフォローする場合は、経過記録を経過表形式にした方が指導の継続的な効果判定がしやすい。

D5 その他
others

■ リハビリテーション記録
一般的にはリハビリテーション実施計画書もしくは総合実施計画書と実施記録を指す

　リハビリテーションに関する記録は、狭義では、実施時間、訓練内容、担当者等を記載した実施記録を指す。しかし、一般的な病院では、診療報酬に対応する記録を基本に捉えることが多い。その場合のリハビリテーション記録は、医師の指示内容を記載したものとそれに対応するリハビリテーション実施計画書もしくは総合実施計画書、実施記録を指す。

　また、リハビリテーションは、クリニカルパスのアウトカムに与える影響も大きい。したがって、その記録内容は、リハビリテーション部門のセラピストだけでなく、多職種で情報共有できる仕組みが重要であり、医師の指示情報の確実な記録、実施経過の記録や経過の要約情報が適宜提供されていることが求められる。

■ リハビリテーション実施計画書
医師がリハビリテーションを指示する際、作成する際に目的や方法について説明するための書面

　医科診療報酬点数表のリハビリテーション通則には「医師は定期的な機能検査等をもとに、その効果判定を行い、別紙様式21から別紙様式21の5までを参考にしたリハビリテーション実施計画を作成する必要がある。(中略)患者に対して当該リハビリテーション実施計画の内容を説明し、診療録にその要点を記載すること」とある。すなわち、疾患別リハビリテーション料を算定するためには、それぞれの疾患に応じた様式の実施計画書が必要になる。

■ リハビリテーション総合実施計画書
リハビリテーション総合計画評価料の算定に必要な、より詳細な実施計画書

　リハビリテーション総合計画評価料算定の主な要件としては、(1)これまでのリハビリテーションの実施状況(期間および内容)、(2)前月の状態との比較をした当月の患者の状態、(3)将来的な状態の到達目標を示した今後のリハビリテーション計画と改善に要する見込み期間、(4)機能的自立度評価法(FIM)、基本的日常生活活動度(BI)、関節の可動域、歩行速度および運動耐用能などの指標を用いた具体的な改善の状態等を示した継続の理由である。

　この総合実施計画書は、前述の疾患別リハビリテーション料の個別の様式よりも詳細な内容であり、代用可能である。そこで、特定の疾患のみのリハビリテーションを実施している病院は別だが、リハビリテーションに関する文書類の様式を増やし、事務作業を煩雑にしないために総合実施計画書で統一している病院も多い。

　また、リハビリテーション総合実施計画書の役割は、各職種が総合的な評価を行い、それに基づいた目標やプログラムを立てること、そしてこれを利用して患者(利用者)とその家族に十分な説明を行うことであり、クリニカルパスの目的とも一致する。そこで、臨床現場では、この2つのツールをうまく連動させると業務も効率的になる。

■ 退院支援計画書
退院困難な患者に対し、困難の要因、課題と退院に向けた目標等を記載した書面

　平成20年度診療報酬改定で退院調整加算(平成30年度には入退院支援加算)が登場してから生まれた記録である。記録に関わる主なスタッフには、その算定要件から社会福祉士(MSW)や看護師が多い。主な記録内容は、病名、患者以外の相談者家族(意思決定支援者)、退院困難な要因、退院に係る課題、退院へ向けた目標設定、支援期間、支援概要、予想される退院先、退院後に利用が予想される社会福祉サービス等である。

　クリニカルパスでは、退院基準が最終アウトカムに設定されていることが多い。退院支援が診療報酬の加算項目として評価される背景には、退院

困難な課題を抱える患者が急増している現実がある。だからこそ、パスを適応させる際には、退院支援の必要な患者を対象とするかどうかの判断基準も明確にしておくと、運用で混乱を招きにくい。また、適応させる場合には、退院支援計画書に記載されている困難な要因や課題を多職種で共有し、アウトカム達成を目指していく必要がある。

■ カンファレンス記録
カンファレンスの検討経過や結果を記載した診療記録

　チーム医療の実践のためには多職種で情報を共有することは欠かせない。そのため、多くのカンファレンスが実施されている。診療報酬や介護報酬の影響を受け、カンファレンスの種類や数も増え続けている。そのため、カンファレンス記録は、診療報酬算定要件を満たすことだけが目的化し、多職種カンファレンスを開催したというアリバイ作りための記録になっている事例も散見される。いま一度、カンファレンスの本来の目的を明確にし、その目的に応じて、効率的に情報共有できる様式（標準化）となっているか見直す必要がある。カンファレンス記録に、多職種で議論された患者自身の課題、チームの課題、検討された項目と内容、そして結論と残された課題は記載されているか。検討された内容や結果が当該患者の診療記録として、治療やケアに活かす視点で書かれているかを、確認することが必要である。

文献

- 日本診療情報管理学会：診療情報の記録指針（旧診療録記載指針　改訂版），2017年3月改定，一般社団法人日本病院会日本診療情報管理学会，東京．
- 厚生労働省 チーム医療推進方策検討ワーキンググループ：チーム医療推進のための基本的な考え方と実践的事例集 平成23年6月．
  https://www.mhlw.go.jp/stf/shingi/2r9852000001ehf7-att/2r9852000001ehgo.pdf
  ［2018.6.10］

E
電子パス

- E1　電子カルテ ……………………………………… 87
- E2　電子化 …………………………………………… 93
- E3　電子カルテ特有のパス用語 …………………… 96
- E4　マスター ………………………………………… 100

E
電子パス

　紙カルテ(診療記録)の電子化は、オーダリングシステムから始まり、各ベンダーで電子カルテ開発が進められた。その後、紙で運用していたクリニカルパスを電子化し、電子カルテ上で運用するシステムを提供するベンダーが増加した。電子カルテ機能にある薬剤オーダー、検査オーダー・結果参照機能、画像オーダー・画像参照機能などは標準化が進んでいるため、ベンダーの変更でもデータ移行は比較的容易に行える。これは各部門システムで使用しているマスターの標準化が進んでいるためである。しかし、パスシステムの関連マスターを含めたデータの標準化が遅れているため、異なるベンダーへのパスデータの移行は困難なのが現状である。この章では電子カルテ関連用語、電子化パス関連用語と標準化に最重要とされるマスター関連用語について解説する。

E1 電子カルテ
electronic medical record

■ 電子カルテ
電子媒体を用いて保存される診療記録

　電子カルテとは、医師法に基づく医師の診療録を始め、看護記録など診療に関する諸記録を電子媒体に保存し、参照および記載できるものをいう。なお、これを実現するための情報システムを「電子カルテシステム」という。

　ペーパーレス電子カルテを実現するためには、すべての業種におけるすべての情報種を電子的に保存することが必要になる。これは現実的に難しいため、2003年に「電子カルテの定義に関する日本医療情報学会の見解」が公表され、同学会の見解によると「多くの業種」、「多くの情報種」を情報システムによって参照および記載でき、真正性・見読性・保存性を確保したものは、これを「通常の電子カルテ」として扱うこととなっている。

■ 相互運用性
必要時に情報が異なるシステム間で利用可能であること

　具体的な場面としては、電子カルテシステムと部門システムの間、システム更新を行った際の旧システムと新システムとの間、地域で情報連携を図る際の自院と他院との間などが存在する。医療情報システムの安全管理に関するガイドラインでは、相互運用性を確保するため院内の情報を「誰もが参照可能かつ利用可能で、将来にわたりメンテナンスを継続されることが期待される標準規格を利用するか、それらに容易に変換できる状態で保存すること」を推奨している。互換性の意味を含む。

■ イニシャルコスト
初期費用

　情報システムを導入する際に生ずる、ハードウェアやソフトウェアを調

達するための費用や、システムを稼働させるためのネットワーク設備の整備など導入初期に負担すべき費用を指す。電子カルテシステム導入時のイニシャルコストは膨大なものになるため、これらの資産を病院が直接購入せず、ファイナンス・リースによって調達することも多い。

■ ランニングコスト
維持管理費用

　情報システムを運用する際に生ずる、維持管理に必要な費用を指す。サーバーや端末の故障などハードウェアの不具合は一定の確率で起こることと、診療報酬改定等によってソフトウェアの小規模な改修は当然に想定されることから、ある程度の運用費用は導入時に見込んでおく必要がある。

■ システムエンジニア
情報システムの構築や維持管理を担う情報処理技術者

　ネットワークやセキュリティ等の専門分野ごとに細分化された国家試験が行われているが、これらの資格を有していなくても業務を行うことは可能である。また、医療分野の特性を踏まえた情報処理の知識や技術を有する専門職として、日本医療情報学会が医療情報技師の資格認定を行っている。

■ バージョンアップ
製品やシステムを最新版にすること

　電子カルテシステム等の医療情報システムには、あらかじめ中核となる仕様が決められているパッケージ製品が多い。このパッケージ製品を改版することを、バージョンアップという。新たな機能を追加する等の利用者教育を伴う大規模なバージョンアップもあるが、不具合改善のための小規模なバージョンアップも存在する。システムベンダーによって「更新」、「レベルアップ」等の名称が用いられることもある。

■ データ移行
データを新システムまたは他のシステムに移動して使用できるようにすること

　電子カルテシステム等の医療情報システムは、税法上の耐用年数が5年間であること等から、5〜7年程度を目途に入れ替えすることが一般的である。この際、旧システムの病名、処方歴、検査結果、予約情報等のデータを新システムに移行することをデータ移行という。各システムのデータ構造はベンダーに強く依存することから、ベンダー変更を伴うシステム更新をする場合は、データ移行の難易度が高くなる。このことから、医療情報システムの安全管理に関するガイドラインでは、システム導入時に、厚生労働省標準規格等の実装を強く推奨している。

■ 電子カルテシステムの導入効果

　電子カルテシステムの導入はあくまで手段にすぎず、かつ多額の費用を要する案件であることから、導入後にはその目的を達成できたか効果測定を行うことが必要である。導入目的は病院によって異なり、事務処理の効率化、地域医療連携推進など、多様であるとされている。このことから、厚生労働省は、医療機関の機能、規模、特性等を考慮して、目的に応じた情報化の必要性と活用度を適切に評価するための指標として、2009年に「病院におけるIT導入に関する評価系」を公表した。

■ 医療情報システムの安全管理に関するガイドライン
厚生労働省が策定した指針

　診療録等の法令上保管義務がある書面を電子的に保存する際の要件や、個人情報保護法に基づき同法が適用される病院等が個人データの安全管理措置を行う際の要件を定めている。具体的な安全管理措置の内容は、組織的安全管理対策、物理的安全対策、技術的安全対策、人的安全対策に分けられている。同ガイドラインでは、法律、通知、他の指針等を踏まえた要求事項を満たす上で不可欠な「最小限のガイドライン」と、不可欠ではない

が説明責任の観点から満たすことが望ましい「推奨されるガイドライン」に分けて記述されている。

■ 運用管理規程
医療情報システムの安全管理に関するガイドラインにおいて、医療機関等に定めることを義務付けた規程

　アクセス権限の設定や、アクセスログの監査、情報の持ち出しなど多岐にわたる。なお同ガイドラインでは「運用管理は、医療機関等の管理者(病院長等)の責任において行うこと」とされているため、運用管理規程の策定も病院長等の権限で行うことになる。

■ 端末
ネットワークを経由して、サーバーなど他の装置と接続することで稼働する装置

　病院内の実務では、サーバーに対して処理を要求する各部署の端末(クライアント)を指すことが多い。ノート型、デスクトップ型、タブレット型のパーソナルコンピューターや、携帯情報端末(personal digital assistant: PDA)などの形態が存在する。ネットワーク技術の進歩により、クライアント側では遠隔操作に特化して、演算や記憶等の処理をサーバー側で行う仕組み(シンクライアント)も登場した。

■ データベース
コンピューターで検索・加工を行うため、体系的に集積されたデータ

　データベースの表にあたる箇所を「テーブル」といい、「行」にあたる箇所を「レコード」という。複数のテーブルを接続してデータを検索・加工できるようにした情報システムを、関係データベース管理システム(relational database management system: RDBMS)という。RDBMS単独ではユーザーが直接的にデータを参照・登録できないため、その画面(フォーム)を含めた製品としてMicrosoft AccessやFileMaker Pro等が開発されている。

■ ビッグデータ
大規模データ

　その定義については諸説あるが、総務省は2012年の情報通信白書において、目的論を含めた質的側面と、データ量に代表される量的側面があることを示した。すなわち、問題解決や付加価値を生み出す目的において、従来の処理能力を超えるような規模のデータを、一般に「ビッグデータ」という。医療においては、単に電子カルテシステムに蓄積された日常的な診療データであっても相当程度のデータ量ではあるが、複数の異なる種類のデータを結合させたり、複数の施設にまたがる規模のデータをビッグデータとよぶことが多い。

■ データウェアハウス（data warehouse: DWH）
分析に活かすことを目的に、複数の業務用データベースが保有するデータを集約して、時系列的に蓄積したデータベースおよびそのシステム

　電子カルテシステム等の業務用データベースは高速に処理できるよう必要最小限の情報量で済むように設計されており（データベースの正規化）、そのままではデータが断片的すぎて分析を行いにくい。また、分析のために必要な抽出・集計等の操作はデータベースの運用に負担をかけ、日常診療の支障を来す可能性がある。このため分析作業は、業務用データベースから分離し、分析に特化したDWHを構築して行うことが多い。

■ EFファイル
DPC対象病院やデータ提出加算を算定する病院が作成する、診療行為や持参薬等を記述したファイル

　国が行う「DPC導入の影響評価に係る調査」では、いわゆる出来高レセプト情報として、同ファイルの提出を義務付けている。EFファイルには、DPC/PDPSの適用外患者も含めた「入院EF統合ファイル」と、入院のない患者も含めた「外来EF統合ファイル」がある。

■ DinQL

日本看護協会が行っている「労働と看護の質向上のためのデータベース（database for improvement of nursing quality and labor）」の略

　働き続けられる環境整備と看護の質向上を目的に、病院・病棟状況、労働状況、看護職情報、患者情報、褥瘡、感染、転倒・転落、医療安全、精神病床、参加病棟の8分野において170項目の指標を設定し、参加病院からの有償による自主的な登録に基づき、ベンチマーキングを行っている。

E2 電子化
electronization

■ パスの電子化
紙媒体で作成したクリニカルパスを、電子媒体で運用できる形態に転換すること

　各施設で使用していた紙媒体のクリニカルパスは電子カルテの普及に伴い、電子クリニカルパスへと移行されている。2000年頃から電子パスの開発が進み、現在電子カルテベンダー数社から比較的類似した機能とユーザーインターフェースを有する電子パスソフトがパッケージとして提供されている。

　日本クリニカルパス学会では、パスは「目標、および評価・記録を含む標準診療計画」であるとともに、「標準からの偏位を分析することで医療の質を改善する手法」であると定義している。標準診療計画に基づく診療の実施を支援することや、患者個別の診療状況とその評価を記録して逸脱事例の集計と分析を行うためには、紙媒体よりも電子媒体でパスを運用する方が合理的である。このことから、本学会では段階的にパスの電子化を進めていくことを推奨している。

■ 電子クリニカルパス（略名：電子パス）の定義
日本クリニカルパス学会の定義

　情報通信技術（ICT）を用いて標準診療計画を作成し、標準診療計画に基づく診療の実施を支援し、患者個別の診療状況とその評価を記録し、逸脱事例の集計と分析などを処理する医療管理手法。

■ 電子パスの利点
　電子カルテの利点は情報共有のしやすさ、易閲覧性、検査結果の易参照性など業務の効率化が図れることであり、電子パスと共通の利点である。

電子パスの利点は標準的医療の進行をパスマスターとして登録でき、入院期間中のオーダー(検査オーダー、点滴・投薬オーダー、指示オーダーなど)が瞬時に適用できることである。加えてパス関連データやバリアンスデータの自動集計が可能となりパスの改訂時の手助けとなる点である。

■ 電子パスの標準化
電子パスで使用する用語とデータの標準化

　現在、電子カルテの更新でベンダー変更となった場合でもテキスト情報、画像情報、検査情報、薬剤関連情報などは標準化されているためデータの継続性は担保される。しかし、電子パス関連情報はデータの標準化が遅れているためにこれが保証されていない。そのため、約5年ごとに行われる電子カルテシステムの更新では、ユーザーの多大な作業と多大な更新費用が課せられることが問題となる。本学会では電子パスの標準化を医療情報学会と合同で進めている。

■ 地域連携電子パスシステム
多施設で使用するICTを利用した医療情報共有システム

　2006年頃より電子化による地域連携システムが検討され始め、2010年頃から各地でICTを利用した地域医療ネットワークの形成が加速化された。基幹病院で実施した検査や治療の情報をインターネット経由で他の医療機関と情報共有するシステムで、主に共有する情報としてはカルテ情報、検査結果、画像情報などである。この情報に連携パス情報を加えることで地域連携パスシステムとして運用する取り組みが行われている。

■ ベンダー(vender)
売り手、売り主、販売者など

　ITベンダーとはITのソフトウェア、システム、製品などの開発や保守を行っている企業をいう。医療業界では電子カルテ関連の販売会社をベンダーとよぶことが多い。

■ **ユーザーインターフェース**
利用者が対象を操作するために接する部分
　パソコンの場合、マウスやキーボード、ディスプレイといった機械的な要素、どのように操作するかという手順、画面に表示されるメニューやアイコン、ウィンドウといった視覚的要素、警告音や文字の読み上げといった聴覚的要素などを指す。機械の性能だけでなく、ユーザーインターフェースの出来不出来も対象の使い勝手に大きく影響する。

■ **レジメンシステム**
レジメンを電子カルテでセットオーダーとして展開するシステム
　がん化学療法におけるレジメンとは、抗がん剤、輸液、支持療法（制吐剤など）を組み合わせた時系列的な治療計画をいう。

■ **セットオーダー機能**
電子情報として、血液検査オーダー、処方オーダー、画像検査オーダーなど定形化が可能な作業を一括して行うオーダエントリー機能
　各ベンダーの電子カルテ機能に実装されているが、セットオーダーと電子パスの違いはアウトカム設定とバリアンスの評価・分析機能の有無にある。

■ **システムバージョンアップ**
電子カルテや電子パスのソフトウェアなどを更新し、版数を上げること
　「アップデート」や「更新」のように表現することもある。

■ **パス適用操作**
選択したパスマスターを患者に適用する操作
　選択したパスの適応基準を確認した後に、登録された各治療別電子パスマスターを患者の個別性を考慮し、日程、タスクなどを調整して適用する。

E3 電子カルテ特有のパス用語
specific terms of electronic clinical pathway

■ 電子パス用語の相関

　電子パスは、多くのベンダーやユーザーの自主開発などで個々に開発されてきた経緯[1]もあって、同じ意味を示す複数の用語が用いられている。電子カルテ自体も同様で、同じ機能に対する名称が異なるなどユーザーにとって不便な状況がある。主ベンダーによる用語の相関表を示す(**表E3-1**)。

　オーバービューパスの画面表示名称はほぼ「オーバービュー」で共通であるが、日めくり式パス画面の呼称は、「日めくり」以外に「デイシート」といった名称も使われている。

　アウトカム達成の判定基準＝観察項目についても「観察項目」、「アセスメント」、「評価基準」、「判定条件」、「関連項目」など、ベンダーにより異なる語が使用されている。

表E3-1　各ベンダーによる電子パス用語の相違

	オーバービュー画面の呼称	日めくりパス画面の呼称	アルゴリズムの単位の呼称	アウトカムの分類階層	「アウトカム達成判定基準」の呼称	その他ベンダー独自の表現
NEC	オーバービュー	日めくりビュー	ステップ	大分類 中分類	観察項目	評価ビュー
富士通	オーバービュー	デイシート	プロセスパス	区分 分類	アセスメントタイトル 判定結果	パス評価 継続判定 終了判定 最終判定
SSI	オーバービュー	日めくり表示	ステップフロー	大分類 アウトカム	評価基準 判定条件	
IBM	パスチャート	日めくりパス	ミニパス	アウトカム アウトカム詳細	関連項目	

各ベンダーによる電子パス用語の相違(2019年3月現在の状況。ベンダー聞き取り調査から)
※バージョンアップなどにより改変される可能性がある

■ アルゴリズムの電子パス用語

アルゴリズム画面もベンダーによって「ユニットパス」、「プロセスパス」、「ステップフロー」、「ミニパスセット」などさまざまな呼称がある。また、アルゴリズムを構成する単位も「ステップ」、「フェーズ」、「プロセス」、「ユニット」、「モジュール」などさまざまな語が使用されており、異なるベンダーのユーザーが会する場では注意が必要である。

分岐を持たない一方向のアルゴリズムでは、構成単位は「次に進む段階」の意味から「ステップ」、「フェーズ」の語が語彙として合致していたが、分岐を持つアルゴリズムでは必ずしも構成単位に順列性があるわけではないので「ユニット」、「モジュール」という言い方が使われるようになった。

また、アルゴリズム図全体をパスととらえるか、小さなパスの集まりが1つの治療ケアプラン（ミニパスセット）をなすと考えるかによっても独自の名称が発生している（図E3-1）。この2つは、電子システム上は大きな差はない。いずれにしてもパスとよぶ部分は「分析・改善」が果たせないとパスの定義を満たさないので注意が必要である。

●パスをプロセス構造とする
（ステップ、フェーズ、ユニット、モジュールなどの呼称あり）

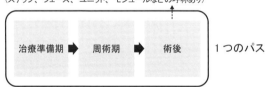

●治療＝小さなパスの組み合わせ（ミニパスセットの呼称あり）とする

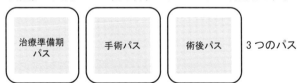

図E3-1　アルゴリズムの単位の名称

■ パスの併用機能

いくつかのパスを同時に適用する機能

電子パスでは複数のパスを同時に適用することが可能になっている。たとえば、「胃がん手術パス」という疾患治療パスに「退院支援パス」や「深部静脈血栓初期治療パス」といったコパス(＝オプショナルパス)(**A4参照**)を並行して使用することが可能になっている(**図E3-2**)。その仕組みは電子カルテベンダーによって異なり、併行するコパスの内容を主たる疾患治療パスに追加する方式、すなわちオーバービュー画面は疾患治療パスのみとなる仕組みと2つのパスが各々のオーバービュー画面を持って同格に並行する方式の仕組みがある。後者の場合、併用するコパス(＝オプショナルパス)自体も分析・改善できるメリットがあるが一人の患者に複数のオーバービュー画面が発生する。

コパス(＝オプショナルパス)については、疾患・治療パスを適用せずにこれらだけを使用した患者を「パス使用患者」として病院でのパス使用率、適用率に算定してよいかという議論があり、電子パスでは、作成したパスを登録するときや統計機能の設定時に、コパスと疾患・治療パスが区別できるよう検討しなければならない。

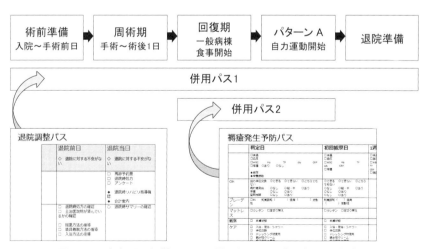

図E3-2　疾患パスと併用パスは電子システム上は混同しやすい

文献

1) 若宮俊司, 松本武浩, 若田好史：第13章 クリニカルパスの電子化, クリニカルパス概論(日本クリニカルパス学会学術委員会), 2015, 145-166, サイエンティスト社, 東京.

E4 マスター
master

■ **マスター**
データ処理の基本となるデータおよび格納ファイル

　たとえば給与計算をする上では、氏名、年齢、性別、入職年月日、資格、職種、役職、出勤日、成果などの項目に基づいたデータが必要になる。また役職名称を標準化して登録する必要がでてくる。さらには各役職に求められる要件や業績など組織内のルールが背景にあって役職ベースの給与が決められ、公正な給与計算ができる。すなわち用語というものは表現方法とその用語の意味する概念を定義付けることが極めて重要で、それができて初めて使用される用語に関する認識と理解が正しく普及する。広義のマスターとは、組織の業務や使命を達成するために築き上げられた方針の塊であり、コンピューター時代以前から存在した概念である。

■ **マスターデータ**
マスターを構成する基本情報の項目

　組織内における1つの業務をデータ化して処理し、業務目的を達成する上で必要な基本情報の項目とその表現方法は標準化され、各項目の概念が定義されている。マスターの狭義の用語とも解釈できる。

■ **データファイル**
マスターに基づいて個人ごとのデータを収集・整理・記録されたデータの集まり

　コンピューターの表計算ソフトやデータベースソフトなどの処理対象となる。マスターの狭義の用語とも解釈できる。

■ 基礎情報
データ処理の基本となる情報の項目

電子カルテであれば、患者の氏名、生年月日、性別、現住所、電話番号などにあたり、複数のマスターデータに共通して必要とされる情報項目と理解される。たとえば、検体検査システムと手術システムのマスターデータには、どちらにも患者の氏名、生年月日、性別、現住所、電話番号などは必要である。

■ コード
コンピューターが文字や記号等のデータを理解し表現するために付けられた符号

コンピューターは文字、数字、画像などのあらゆる情報を0か1の2進数で表現してコンピューターに理解させる仕組みになっている。しかし世界の言語の文字、記号を含めると数十万種類の数になるため、最近はアラビア数字とアルファベットを含めた16進法による表現が主流になっている。半角の英数字や記号に付けるコードはASCIIコード、全角の漢字や記号に付けるJISコードなど複数のコードが存在する。BOMに搭載されているアウトカム用語、観察項目用語にもコードが付与されている。このコードのおかげで電子カルテがBOMの用語を理解し、パスデータを瞬時に収集することが可能になる。

■ 医事会計システム
オーダエントリーシステム情報に診療報酬点数を紐付けたレセプト・請求書・領収書作成情報システム

これに使用されるマスターもほとんどは標準マスターであるものの、実際に使用する材料などの名称はさまざまでかつすべてが診療報酬上請求できる物品とは限らず、購買・在庫管理は必要なため、ローカルルールに基づいたマスターを使用している施設も少なくない。

■ オーダエントリーシステム
指示者が検査・処方等を指示し、指示受け側は指示内容を実施し、指示者に結果を戻す情報伝達システム

　検査・処方などそれぞれにマスターが必要とされることは容易に理解できる。この際に使用されるマスターデータは必ずしも標準マスターではない。病院ごとのローカルルールに応じた用語を使うためにベンダー側が用意したマスターをカスタマイズして使用される例は少なくない。

■ データ分析
文字、符号、数値等のまとまりとして表現したデータを分類、整理し、そこから価値のある情報を導くこと

　電子カルテの普及により膨大な医療データが蓄積されており、そこに医療の質向上、安全管理、新薬創出、病院経営に有用な知識が隠されている。しかし膨大なデータも分析されなければ隠された知識が日の目を見ることはない。数値データは数字の概念が明確なため分析しやすいが、用語は概念の似た用語が多数あり使用方針も個人に依存していることが多いため診療記録の分析は困難とされている。Basic Outcome Master(BOM)を使用した電子クリニカルパスベースの電子カルテが標準となり、診療記録のビッグデータ分析が期待される所以である。分析された結果をもとに論理的に価値を見出す作業を解析とする向きもある。

■ 標準マスター
単一組織にとどまらず、地域、国、世界で共有することが社会的、経済的、政策的に価値を生むマスター

　医事マスターが好例である。診療行為の名称を全国標準化することで公平公正な診療報酬請求、レセプト審査が可能となる。診療行為に標準化病名マスターを紐付けることで疾患の発生率、合併症、在院日数を知り、適正な診療報酬設定や医療政策に反映させる観点から作られたものがDPCである。

Basic Outcome Master(BOM)(**B4参照**)は単にアウトカム用語だけでなくクリニカルパスの構造自体も標準化される特徴があり、実施した診療行為がどの程度のアウトカムを達成したかの分析を可能にし、日本の医療の質を標準化しかつ向上させ、新たな診療報酬設定や医療政策を検討する道が開けることが期待される。

■ カスタマイズ

ユーザーの好みや使い勝手に合わせて、見た目や機能、構成といった製品仕様の変更

　電子カルテの場合、一例を挙げれば病院ごとに使用する薬剤名が異なるため、電子カルテベンダーが用意した処方マスターはどうしても変更せざるを得ない。看護ケアに使用する観察用語や処置行為用語についても、長年使用してきた病院独自の用語があり、変更を迫られることが多い。また病院ごとに長年踏襲してきた業務プロセス手順を電子カルテに反映させるため、見た目や機能の変更を要望されることが多い。これらは当然多額の投資を必要とする。

■ サーバー

クライアントからの要求に応じてサービスを提供するコンピューターまたはアプリケーション

　サーバーとクライアントで処理を分担する。アプリケーションとは作業の目的に応じて使い分けるソフトウェアのことであり、市販の表計算などのほか特定の業務用などがある。サーバー用のコンピューターは常時稼働が基本のため、提供するアプリケーションを同時に数多く処理する並列処理能力、サービスを停止させない仕組みが要求される。また障害を未然に防ぎ、障害発生時に迅速に復旧するための管理ソフトウェアが用意されている。高負荷の処理を高性能サーバーに任せ、大容量のデータをサーバーに保存することでクライアント側のコンピューターの性能や記憶容量以上の処理が行える。

■ ファイルサーバー
クライアントごとに作成したデータファイルのバックアップや共有、保管を目的に設置されるサーバー

　ネットワーク上のデータを保存しておく領域として使用されることが多い。

■ ホストコンピューター
複数のコンピューターや端末からなるネットワーク環境で中心となるコンピューター

　ほかの機器がこれに接続していなければ主とする機能を果たせないような大型コンピューターで処理能力が高く、これに接続する機器はホストコンピューターが処理した結果を表示するだけという場合が多い。計算機センターに設置されている汎用大型コンピューターなどがこれにあたる。病院ではサーバー/クライアントシステムがほとんどである。

■ マスターデータマネジメント
蓄積したマスターデータの欠損、重複などの精査や、データ項目の見直しなどの管理

　種々のマスターはコードで紐付けされているため、電子パスを導入・更新するときにはすべてのマスターと整合性をチェックする必要がある。

■ ソフトウェア
コンピューターを動作させるためのプログラムや命令を記述したデータのまとまり

　単にソフトともよぶ。表計算ソフトやデータベースソフト、文書作成ソフトなど市販のソフトウェアは多数あり電子カルテもその1つといえる。電子カルテから収集したデータをこれらのソフトウェアを利用して分析する。

文献

- ASCII.jpデジタル用語辞典，カスタマイズ．［2019.9.30］
- ASCII.jpデジタル用語辞典，コード．［2019.9.30］
- ASCII.jpデジタル用語辞典，ソフトウェア．［2019.9.30］
- ASCII.jpデジタル用語辞典，サーバー．［2019.9.30］
- ASCII.jpデジタル用語辞典，ファイルサーバー．［2019.9.30］
- ASCII.jpデジタル用語辞典，クライアント．［2019.9.30］

F
医療の質管理

- F1 チーム医療 …………………………………………… 110
- F2 医療安全 ……………………………………………… 112
- F3 感染対策 ……………………………………………… 117
- F4 褥瘡対策 ……………………………………………… 121
- F5 周術期管理 …………………………………………… 125
- F6 専門・認定制度 ……………………………………… 127

F
医療の質管理

　日々進歩する医学の世界において、質の高い医療を提供することはわれわれに課せられた最大級の命題である。1960年代、米国の経済学者Donabedianは医療の質を「構造(structure)」、「過程(process)」、「結果(outcome)」の3つの視点から評価することを提唱した。構造とは施設や設備、医師・スタッフの数や専門職の確保などを指し、過程とは実際に行われた診療や看護の内容を、結果は医療行為ののちの患者状態を示す。たとえば、日本医療機能評価機構が医療の質を審査する際、訪問審査をプロセス調査とよぶなど、評価の枠組みは構造と過程が主体である。これは、より良い設備とプロセスがあれば質の高い医療が提供できるとの仮説に基づく。

　2010年厚生労働省は、医療の質の評価・公表等を推進する事業を立ち上げ、全国自治体病院協議会や全日本病院協会などいくつかの病院群がこれに協力してきた。現在は公募制となり、評価指標も60種を超えている。たとえば、転倒転落発生率、褥瘡新規発生率、急性心筋梗塞患者における入院後早期アスピリン投与率、尿道留置カテーテル使用率、中心静脈カテーテル挿入時の合併症の割合、緊急再手術の割合、さらには患者アンケート総合評価で「満足している」と答えた患者の割合などである。指標のほとんどは結果に属するものであり、医療の質管理がアウトカム指向となりつつある時流を反映している。

　この事業に触発され、多くの病院が医療の質指標quality indicator(QI)を公表している。同事業の示す指標ではなく、その病院独自の指標を用いている施設もある。同事業の指標はやや細分化が強く、施設によっては実情にそぐわないためである。このように質評価の方法については未だ議論の余地がある。

　2014年、日本クリニカルパス学会は、クリニカルパスの定義を「患者状

態と診療行為の目標、および評価・記録を含む標準診療計画であり、標準からの偏位を分析することで医療の質を改善する方法」と定めた。クリニカルパスは元来標準的な診療内容を時間軸と介入内容を二次元に展開したものであり、プロセス管理ツールとしての意味合いが強い。だが、アウトカムを意識して標準化の精度を上げ、定期的にバリアンス(標準からの逸脱)を分析し改訂すれば、優れたアウトカム管理ツールとなり得る。

　パスはプロセス評価とアウトカムの向上を同時に俯瞰できるツールであり、医療の質管理に欠かせない。たとえば、標準化を推し進めることは医療安全の実現にむけて有効な一手となる。またパスの中にEBMに基づいた観察項目やケアを盛り込むことで感染防止や褥瘡予防、周術期の輸液管理にも役立つ。なによりパスの作成は各職種の協調と連携があって初めて成り立つものであり、チーム医療の形成に有益である。患者パスを用いた説明はインフォームド・コンセントをより高度なものとし、患者満足度の向上に貢献すると思われる。

　パスはその時点で最適と思われる診療過程を示したものであり、教育ツールとして医療の質を高める役割もある。新人スタッフへの教育や、今後充実してくると思われる専門医や認定看護師、専門薬剤師の業務を補完するものとしてパスへの期待は大きい。

　医療の質とは、患者に必要な医療を安全確実に提供することであり、質管理とはそれを継続的に改善しようとする取り組みである。これを達成するために、プロセスを吟味しながらアウトカム改善を図る態度が肝要であり、パスはそれを具体化するツールであるといえる。

F1　チーム医療
multidisciplinary care

■ チーム医療
専門的な知識や技術を有する複数の医療従事者同士が対等な立場のもとで実践する協働的な行為

　患者に良い医療を施すため、さまざまな医療スタッフがお互いに他の職種を尊重し、それぞれの見地から評価も行い、専門的技術を効率良く提供する病院横断的活動である[1]。

　チーム医療を推進する際には多職種連携により目的と情報を共有し、業務の分担や補完を行う。ひいては医療の質を高め、患者に的確な医療サービスを提供することにつながる。

　質の向上や質保証を維持するには情報の共有化だけでなくコミュニケーションやチームマネジメントが重要であり、TQM（total quality management）、CQI（continuous quality improvement）などの取り組みに呼応する。カンファレンスの充実、患者の状態や施設ごとの医療提供体制などに応じてチーム医療を遂行することから病院の安全管理を支える基盤となり得る。

■ 多職種連携
異なる職種の専門職が共有した目標に向け協働すること

　医療の進歩や高度化などに伴い医師・歯科医師のみでなく、高度な専門知識を持った認定看護師・専門看護師や専門薬剤師なども養成され、専任・専従を含め院内横断的に患者の治療に当たる医療チームが活躍している[2]。褥瘡対策チーム、緩和ケアチーム、ICT（infection control team）、NST（nutrition support team）などがある。さらに医師事務作業補助者やリンクナース等も増えつつあり、メディカルソーシャルワーカー（MSW）など多くの職種の協力があってこそ退院支援や相談支援が進むことになる。業務委託できる診療報酬請求業務も活用し、医事部門メンバーがパス

活動に参画する機会を増やすことも広がりつつある。

■ **コーチング**
問いかけや傾聴を通して相手の自発的な行動を促す人材開発の技法

　ティーチングは知っている人が知らない人に教えるなどの一方向的なコミュニケーションであるのに対し、コーチングでは問いかけて聴くという双方向的なコミュニケーションスタイルになる。相手からさまざまな考え方や行動を引き出すことから職員教育に有効とされる[3]。

■ **パターナリズム**
強い立場の者が弱い立場の者の利益になるとして、本人の意思に関わりなく介入・干渉・支援すること

　医師と患者の権力関係を1970年代の医療社会学者エリオット・フリードソンがパターナリズム（医療父権主義）として告発したことによって社会的問題として喚起されるようになった[4]。このため、医療現場ではパターナリズムに陥らないよう患者の同意を得るインフォームド・コンセントがチーム医療の際の原則になった。

文献

1) 厚生労働省 チーム医療推進方策検討ワーキンググループ：チーム医療推進のための基本的な考え方と実践的事例集.
https://www.mhlw.go.jp/stf/shingi/2r9852000001ehf7-att/2r9852000001ehgo.pdf
［2018.6.10］
2) 厚生労働省：チーム医療の推進について.
https://www.mhlw.go.jp/shingi/2010/03/dl/s0319-9a.pdf［2018.6.10］
3) 原口佳典：人の力を引き出すコーチング術，2008，平凡社，東京.
4) エリオット・フリードソン，医療と専門家支配(進藤雄三，宝月 誠)，1992，恒星社厚生閣，東京.

F2 医療安全
safety management

■ 医療の質と安全管理
医療の質管理において、医療安全はその中核をなすもの

　従来の医療の質評価に加えて、最近の医療の質評価目標には、(1)安全性、(2)効果的、(3)患者中心、(4)適時性、(5)効率的、(6)公平性といった項目が挙げられている。

　すなわち、医療の質の第一項目は「安全性」とされている。この「安全性」には単に医療事故防止の観点だけでなく、感染管理および情報管理が含まれていることはいうまでもないが、ここでは、広義の「安全管理」のなかで特に医療事故防止に焦点を当てて解説する。医療における安全管理が注目されるのは、医療の質の重要な構成要素であると同時に、医療機関および医療従事者の法的責任の対象となることが大きな理由である。その一方で、医療において不幸な結末を回避することは、医療の不確実性からも、人間の寿命に限界があることからも、絶対的には不可能であり、このことが医療は「結果責任主義」ではなく「過失責任主義」が適用されるといわれる所以である。このため、医療における安全管理と過失の有無は密接な関係にある。その意味で、安全管理の一義的な目標は過失を犯さないことといえる。

■ 安全管理の階層
医療における法的責任には階層構造があり、注意義務の欠落はその高位にある

　医療行為における法的責任に階層があることは一般に認識されており、**表F2-1**の構造となっている[1]。

　医療の法的責任の構造の中では、医療安全は2の注意義務の中核を担っている。また、3の説明義務には純粋な診療情報の提供以外に、注意義務の要素(療養などの注意事項の説明など)と人格権の確保の要素(患者の自己決定権の確保のためのインフォームド・コンセント)が含まれることに

表F2-1　医療の法的責任の階層構造（上位ほど優先順位が高い）

1. 違法性の阻却
2. 注意義務
3. 情報に関すること（説明義務および守秘義務）
4. 患者の人格権の確保

注意する必要がある。また、この階層関係から注意義務は、個人情報保護を含む守秘義務および人格権の確保よりも優先することが明らかで、個人情報保護あるいは人格権の確保を口実に安全管理がないがしろとなることは許されない。

■ **安全管理の対象**
医療現場で起こるエラーは、客観情報の伝達ミスと、主観情報の判断ミスに大別される

　医療現場では、安全管理の対象が法的責任の注意義務であることから、「患者に不利益を生じないよう適切に医療行為を実施する義務」および「安全に医療行為を実施する義務」に応えるものでなければならない。このなかには、医療従事者の技術的な技量に関わる問題と情報の取り扱いに関わる問題があるが、現実には後者に集約されて議論されることが多い。すなわち、当事者の判断を必要としない「客観情報のミス」と当事者の判断に依存する「主観情報のミス」の問題であり、前者はいわゆる「ノンテクニカルエラー」に該当する。

　現実の医療事故の議論においては、客観情報のミスは患者取り違え、手術部位の間違い、薬品名の間違い、アレルギー情報・診断情報などの情報共有のミスなどいわゆる単純ミスとされるものが該当する。主観情報のミスとしては、診断の間違い、治療法の選択の問題、リスク評価の内容、治療を開始する時期の決定、処置の優先順位の決定など微妙な問題が含まれる。安全管理では、これらすべての問題の発生を防止する対策をとることになる。

■ 安全管理の心理

安全管理においては、人間はミスを犯すという諦観と、事故は回避できるという熱意がその心理の両輪となる

　従来の安全管理の手法は、我が国における医療事故対策導入の経緯から、「人間はミスを犯すもの」(ヒューマンファクター)という立場から人間が犯すリスクをいかにして回避するかに重点が置かれていた。このためインシデントレポートが重要視され、発生した失敗事例であるインシデントの分析からリスク回避のための方策が検討された。しかし、医療現場の意識は「人間が事故を防止している」というものであり、また東日本大震災を契機に安全管理におけるレジリエンスの重要性が注目されるようになった。すなわち、レジリエンスでは、人間がどのように事故の発生を未然に防止するのかに重点が置かれ、どのような特性が事故防止に必要かが検討されることとなった。ここにおいては、インシデントレポートは事故の発生を未然に防止した成功事例を含む情報供給源とみなされる。このアプローチが全く異なる安全管理の手法は決して対立するものではなく、今日の我が国における医療の安全管理は何らかの形でこの2つを組み合わせたものと考えてよい。また、「チームステップス」のように両者の要素を統合して医療の質と安全を追求するツールも開発され導入されている。

■ 安全管理と説明

事故を法的に判断する場合、合理的な説明の有無で過失の度合いが大きく異なる

　安全管理では患者に起きた不幸な出来事と医療側の対応との関係について注目するが、最近では前述の主観情報のミスと関連して「合理的な説明」の必要性が議論されるようになっている。すなわち、「患者に起きた事象」、「医療従事者の行為」、「医療従事者の判断およびそれに対する説明」の3者を総合的に検討して問題のないことを確認することが、最終的な法的責任の所在の確認、ひいては係争の防止に重要と判断されるに至っている。なぜなら、同じような症例に対して、同じような対応をし、不幸な結果に至っ

たとしても、その対応の判断に対して合理的な説明がなされる場合と、十分なされなかった場合とでは裁判所がくだす法的責任の有無が全く異なるからである。合理的な説明がなされていればその判断は医療の裁量の範囲とみなされるのに対して、合理的な説明がなされていなければ、根拠のない判断がくだされた(すなわち過失)とみなされる点には注意が必要である[2]。

■ 安全管理とクリニカルパス

クリニカルパスは、客観情報および主観的判断を明確化し、安全管理に深く寄与するツールである

　クリニカルパスは導入された当初より安全管理上の意義が認識されていた。特に、客観情報に関連するミスの回避には有効との認識は強く、その延長線で同じ疾患・術式であっても部位別に(左右など分けて)パスを策定し、部位に依存するような判断を含まない確定的なパスを作成することも行われてきた。また、アウトカム評価、バリアンス抽出のイベントと並行して、主観情報に関する判断の操作的基準も盛り込まれるようになり、安全管理ツールとしてのパスの意義は確立してきた。さらに、パスの策定にあたってはガイドラインなどのエビデンスが参照されるだけでなく、エビデンスが明らかでない場合でも医療機関内でのコンセンサスが反映されるため、パスに記載された判断の基準、および医療行為の実施に関する「合理的な説明」を行うことは困難ではないはずである。この点でも、パスの安全管理上の意義は少なくない。もちろん、パスの策定においてはこのような要件を満足するよう最初から考慮する必要があることは当然である。なお、パス策定においては必ずしもガイドラインに準拠するとは限らないが、その場合にはそのパスが適用される患者に対してそのガイドラインに準拠していないこととその理由を説明しておくことは、説明義務の観点からは必須となるので注意する必要がある。ただし、患者用パスなどにこのような説明を明示的に含めることができるため、パスの適用対象でないガイドライン不遵守の患者での説明不足による説明義務違反が発生するリスクよりも、パス適用患者の方がリスクを低減できる可能性が高い。

文献

1) 高瀬浩造，：第1講 医師から見た医療と法曹との相互理解の現状と課題，医療訴訟の実務(高橋譲)，2013，1-21，商事法務，東京．
2) 医療界と法曹界の相互理解のためのシンポジウム(第7回)．判例タイムズ1414 (2015.9)：5-43，2015．

F3 感染対策
infection control

■ 医療関連感染（healthcare-associated infection）
患者が在宅ケアも含めた医療環境で感染症に罹患すること

　昨今、在宅医療も含む多くの医療機関において、患者が原疾患とは別に罹患する感染症が問題となっており、これを医療関連感染とよぶ。これには患者が医療施設内で感染し退院後に発症する場合や、医療従事者が施設内で罹患する場合も含まれる。主な医療関連感染として、尿道留置カテーテル関連尿路感染（CAUTI）、血管内留置カテーテル関連血流感染（CLABSI）、人工呼吸器関連肺炎（VAP）、手術部位感染（SSI）などが挙げられる。

■ 内因性感染
起炎菌が患者自身に由来する感染症

　感染はその起炎菌の由来により、内因性感染と外因性感染に分けられる。内因性感染は原因微生物が患者自身に由来するもので、易感染患者に起こる日和見感染や、抗菌薬投与後の菌交代により発生する感染症がこれにあたり、医療関連感染の一因となる。

■ 外因性感染
起炎菌が外部環境に由来する感染症

　外因性感染は病原微生物が生体外から侵入するもので、インフルエンザ感染やウイルス性腸炎などが該当する。医療関連感染としてはMRSAなど耐性菌の伝播が挙げられ、感染経路の遮断や水際での予防、スタンダードプリコーションの徹底が必須となる。

■ ICT（infection control team、感染制御チーム）
医療施設で起こるさまざまな感染症から患者・家族・職員を守るため活動する組織

　ICTは医療施設において感染管理を担当する専門職によるグループであり、医師、看護師、薬剤師、臨床検査技師、栄養士、事務職員などで構成される。医療施設を訪れるすべての人々を感染から守るため、具体的な提案、実行、評価を行う。主たる業務は、(1)病院内の感染サーベイランス活動、(2)感染対策相談（コンサルテーション）、(3)アウトブレイクの早期発見と対応、(4)職業感染対策、(5)職員教育、(6)抗菌薬適正使用の推進、(7)感染対策マニュアルの作成などである。

■ ICD（infection control doctor、インフェクションコントロールドクター）
感染制御の専門知識を有し、感染対策の中心的役割を担う医師、歯科医師、獣医師、もしくは感染症関連分野の博士

　ICDは、感染症に関して専門的な知識を持ち、各種コンサルテーションを通じて感染対策の中心的役割を果たす医療従事者を指す。ICTのリーダーとして感染制御の実質的な責任者と目されることも多い。高い知識と最新の情報を要求されるため、ICD制度協議会が付与する認定ICDや日本感染症学会感染症専門医など感染症に関する資格を持つことが望まれる。ICD制度協議会で認定を得た者のみをICDとよぶこともあり、しばしば混同される。

■ ICN（infection control nurse、感染管理看護師）
感染制御の専門知識を有し、より実践的な感染対策を遂行する看護師

　ICNは、専門的な知識と技術を用い、ICTの他職種と協働して感染対策にあたる看護師である。感染症患者の確認、患者や医療従事者の保菌状態の把握、標準予防策の遵守率の評価など、役割はより実践的で多岐にわたる。ICNは日本看護協会の定める感染管理認定看護師（certified nurse in infection control: CNIC）の資格を有することが望ましい。同協会はさらに高度な知識をもつ感染症看護専門看護師の認定を行っている。

■ ICPh（infection control pharmacist、感染管理薬剤師）
感染制御の専門知識を有し、薬剤使用の観点から感染対策に携わる薬剤師

　ICPhは、特に薬剤使用の観点から感染対策にあたる薬剤師である。ICTの一員として他職種と協働し、抗菌薬や消毒薬の評価や適正使用の指導を行う。抗菌薬の使用量の比較や自施設および地域のアンチバイオグラムの定期的な評価を行い、改善策を提議する。薬物血中濃度解析（therapeutic dose monitoring: TDM）により、適切な用量を医師に提案するのも大切な責務である。日本病院薬剤師会では感染制御認定薬剤師、感染制御専門薬剤師の資格認定を行っている。

■ ICMT（infection control microbiological technologist、感染制御認定臨床微生物検査技師）
感染制御の専門知識を有し、臨床微生物学の観点から感染対策に携わる検査技師

　ICMTは、日本臨床微生物学会をはじめとする7団体からなるICMT制度協議会の審査によって付与される認定資格である。資格者はICTの一員として他職種と協働し、感染の制御にあたる。提出検体からの起炎菌検出、薬剤感受性同定などの日常業務に加え、感染源や感染経路の調査、病院環境汚染度の調査、保菌者の調査などを行う。

■ サーベイランス
医療機関内の感染の現状や発生を迅速かつ継続的に把握する業務

　医療機関内の感染症の発生状況を調査し、継続的に監視・検討することで、感染症の蔓延を防ぎ、その予防に役立つ。手術部位感染（SSI）、尿道留置カテーテル関連尿路感染（CAUTI）、人工呼吸器関連肺炎（VAP）などの集計管理も同様に行う。これらは感染アウトブレイク察知のための基礎データとなる。

■ アウトブレイク
通常発生しているレベル以上に感染症が増加すること
　一定期間内に、一定の場所で発生した院内感染の集積が通常よりも高い状態にあることをアウトブレイクとよぶ。各医療機関は、疫学的にアウトブレイクを把握するため、日常的に医療関連感染サーベイランスを行う必要がある。対応は感染症ごとに異なるが、早期発見・早期対応が原則であり、拡大防止対策と原因究明のための調査を同時並行で行う。

■ AST(antimicrobial stewardship team、抗菌薬適正使用支援チーム)
抗菌薬の適正使用を支援するために活動する組織
　ASTは、感染症専門の医師、看護師、薬剤師、臨床検査技師から構成され、医師が抗菌薬を使用する際、有害事象を最小限にとどめ、最大限の治療効果が得られるように支援するグループである。感染症診療における耐性菌抑制と予後向上を両立させるため中心的役割を担っており、ICTとの連携が欠かせない[1]。

文献
1) 国際的に脅威となる感染症対策関連閣僚会議：薬剤耐性(AMR)対策アクションプラン(2016-2020) 平成28年4月5日.
https://www.kantei.go.jp/jp/singi/kokusai_kansen/pdf/yakuzai_honbun.pdf
［2019.3.7］

F4　褥瘡対策
bedsore prevention

■ 褥瘡対策
褥瘡の予防・評価・治療について適切なプランを検討し実行すること

　現在では各医療施設に褥瘡対策チームが設置され、褥瘡関連ガイドラインの内容に準拠して標準治療が行われている。多職種での褥瘡回診は定期的に全褥瘡保有患者、褥瘡発生リスク患者に対して行われており、褥瘡評価については標準化がなされ褥瘡発生リスク評価スケールとして、ブレーデンスケール、K式スケール、OHスケール、厚生労働省危険因子評価票などが用いられている。発生した褥瘡の評価も標準化が進み褥瘡の深達度分類を世界標準のNPUAP/EPUAPによる褥瘡の分類を日本褥瘡学会が開発した重症度分類 DESIGN-R®が用いられている。治療は褥瘡発生リスクに応じて体圧分散寝具を選択して使用するが、スキンケア、ポジショニング、栄養管理の併用も重要である。褥瘡発生症例には外用材、ドレッシング材を用いるが、この使用の基準に関しても重症度によって推奨をガイドラインで示している。

■ 褥瘡治療関連ガイドライン
褥瘡対策に際して参照すべき指針

　褥瘡対策に関連するガイドラインとして、(1)褥瘡予防・管理ガイドライン（第4版）2015：日本褥瘡学会、(2)創傷・褥瘡・熱傷ガイドライン－2：褥瘡診療ガイドライン2017：日本皮膚科学会、(3)ベストプラクティス　医療関連機器圧迫創傷の予防と管理2016：日本褥瘡学会等、が挙げられ現時点での最新版である。

■ 日常生活自立度
高齢者の日常生活の自立度を簡易に判定する方法

正確には障害高齢者の日常生活自立度（寝たきり度）のことで、障害の程度を踏まえた生活自立度の程度判定に使用される判定基準（**表F4-1**）[1]。

■ NPUAP分類
米国褥瘡諮問委員会が提唱した褥瘡の深達度を表す分類

米国褥瘡諮問委員会（National Pressure Ulcer Advisory Panel: NPUAP）のステージ分類のことで、2007年の改訂ではステージⅠ・Ⅱ・Ⅲ・Ⅳ・判定不能の5分類に、新たに**DTI（深部損傷褥瘡）疑い**が追加され、6分類となった。

■ 褥瘡危険因子評価
褥瘡発生予測のためのリスクアセスメント・スケール

厚生労働省が提唱する褥瘡発生予測のためのリスクアセスメント・スケールの1つで、主にケア介入のスクリーニングに用いる。日常生活自立度、基本的動作能力、病的骨突出、関節拘縮、栄養状態低下、皮膚湿潤（多汗、尿失禁、便失禁）、皮膚の脆弱性（浮腫）の7項目に加えて、平成30年度診

表F4-1 障害高齢者の日常生活自立度（寝たきり度）判定基準

生活自立	ランクJ	何らかの障害等を有するが、日常生活はほぼ自立しており独力で外出する 1. 交通機関等を利用して外出する 2. 隣近所なら外出する
準寝たきり	ランクA	屋内での生活はおおむね自立しているが、介助なしには外出しない 1. 介助により外出し、日中はほとんどベッドから離れて生活する 2. 外出の頻度が少なく、日中も寝たり起きたりの生活をしている
寝たきり	ランクB	屋内での生活は何らかの介助を要し、日中もベッド上での生活が主体であるが、座位を保つ 1. 車いすに移乗し、食事、排泄はベッドから離れて行う 2. 介助により車いすに移乗する
	ランクC	1日中ベッド上で過ごし、排泄、食事、着替において介助を要する 1. 自力で寝返りをうつ 2. 自力では寝返りもうたない

（文献1を改変）

療報酬改訂で皮膚の脆弱性(スキン-テアの保有、既往)が追加され、合計8項目での評価となった。

■ 体圧分散寝具
長時間、同一部位にかかる圧力を減少させ、褥瘡発生を防ぐための寝具

　体圧分散用具の目的は、(1)「沈み込み」や「包み込み」により突出部の圧力を低くする(身体の接触面を増やす)こと、(2)「接触部位を変える」ことによって接触圧を低くすることにある。体圧分散寝具を使用することにより、褥瘡発生率を低下させることが可能となる。体圧分散寝具にはウレタン性マットレスやエアマットレスなどがあり、対象者の褥瘡発生リスク、好み、ケア環境等も考慮に入れて選択する。

■ スキンケア
皮膚を健康な状態に保つためのケア

　皮膚の生理機能を良好に維持、または向上させるために行うケアのこと。日本褥瘡学会では、(1)洗浄(皮膚から刺激物、異物、感染源などを取り除く)、(2)被覆(皮膚と刺激物、異物、感染源などを遮断し、皮膚への光熱刺激や物理的刺激を少なくする)、(3)保湿(角質層の水分を保持し、水分を除去して皮膚の浸軟を防ぐ)の3項目を挙げている。

■ DESIGN-R
日本褥瘡学会が開発した褥瘡評価のためのツール

　2002年に日本褥瘡学会が開発した褥瘡評価共通ツールのことで、DESIGN®は、**D**epth(深さ)、**E**xudate(滲出液)、**S**ize(大きさ)、**I**nflammation/Infection(炎症/感染)、**G**ranulation(肉芽組織)、**N**ecrotic tissue(壊死組織)の頭文字を組み合わせて命名された。2008年、「経過」を見ると同時に「重症度」も見るように、DESIGN®の改良が行われ、**点数の重み付けが行われ**、DESIGN-R®となった。

■ **MDRPU(medical device related pressure ulcer)**
医療関連機器圧迫創傷といった新しい概念の創傷

　医療関連機器による圧迫で生じる皮膚ないし下床の組織損傷であり、厳密には従来の褥瘡すなわち自重関連褥瘡(self load related pressure ulcer)と区別されるが、ともに圧迫創傷であり広い意味では褥瘡の範疇に属する。なお、尿道、消化管、気道等の粘膜に発生する創傷は含めない(日本褥瘡学会の定義)。

文献
1) 厚生労働省：平成3年11月18日 老健第102-2号 厚生省大臣官房老人保健福祉部長通知.

F5 周術期管理
perioperative management

■ 周術期管理
質の高い手術を提供するため、術前後に実施する医療介入を統制し取り仕切ること

　安全かつ質の高い手術を提供するためには、術前に患者の栄養状態や健康状態を正確に評価し、血糖ならびに栄養管理、呼吸訓練、運動リハビリテーション療法などによる手術に向けた準備をすることが重要である。術前パスは情報の共有化、目標の達成度などを評価する上で有用であり、疾患別ではなく術前共通パスを運用している施設もある。

　手術手技のみならず、周術期管理の巧拙によって、回復の速度や程度、合併症の発生率が異なることが指摘されている。これらは在院日数に影響を与え、結果的にQOLや予後までも左右することにもなり得る。

　術後早期回復に向けた取り組みとして各種診療ガイドラインでは、ERASプロトコールが紹介されている。

■ ERAS（enhanced recovery after surgery）
手術侵襲軽減、手術合併症予防、術後回復の促進などを目的につくられた周術期管理プログラム

　1990年代にHenrik Kehlet教授により提唱され[1]、エビデンスに基づいた術前炭水化物負荷、術中補液や麻酔管理、早期経口摂取開始、早期離床などの項目で構成される。日本でも多くの施設でERASを基に手術室パス、術後パスが作成されている。たとえば、術後感染予防抗菌薬の投与期間は以前よりかなり短縮され、胃癌手術では術直前、術中、術後24時間以内投与が一般的である[2,3]。

　鏡視下手術など低侵襲手術の普及や疼痛対策による早期離床は、高齢者の術後肺合併症予防やせん妄予防に効果を認め、さらに消化管運動の回復

を促し早期より経口摂取を可能にしている。

　また、術後筋力低下予防のため早期よりリハビリテーションを行うことで入院期間の短縮にも寄与している。このようにチーム医療による積極的な周術期管理を行うことで、より安全で質の高い医療の提供を可能にしている。

文献

1) Kehlet H: Multimodal approach to control postoperative pathophysiology and rehabilitation. Br J Anaesth 78: 606-617, 1997.
2) Imamura H, Kurokawa Y, Tsujinaka T, et al: Intraoperative versus extended antimicrobial prophylaxis after gastric cancer surgery: a phase 3, open-label, randomised controlled, non-inferiority trial. Lancet Infect Dis 12: 381-387, 2012.
3) Takagane A, Mohri Y, Konishi T, et al: Randomized clinical trial of 24 versus 72 h antimicrobial prophylaxis in patients undergoing open total gastrectomy for gastric cancer. Br J Surg 104: e158-e164, 2017.

F6 専門・認定制度
professional system; specialist system

■ 専門・認定制度
専門職にある者がさらに研鑽を積み、より高い技量を取得したことを客観的に認証する制度

　「専門職」とは、国家資格を必要とする職業を指すことが多い。そして、医療現場は、国家資格を持つ医療従事者が働く特殊な環境にある。患者の命を守るために、それぞれの職種において、固有の教育課程を修めたのち国家試験という制度により、一定水準の質が担保されている。医療を取り巻く環境は、少子高齢化の進展、医療技術の進歩、および医療提供の場の多様化等による変化が激しく、その変化に対応するためにも医療従事者は生涯学習が必須である。しかし、日本では、医療職の免許が更新制ではないため、免許取得後の質を保持している者かどうかといったことが明確でない。そのような背景もあり、学会や各職能団体等が、特定の領域において、生涯教育を継続し、一定水準以上の知識、技術、経験を備えた会員を認定する制度が発足した。このような制度を専門職(資格認定)制度とよぶ。

■ 専門医
それぞれの診療領域における適切な教育を受けて、十分な知識・経験を持ち、患者から信頼される標準的な医療を提供できるとともに、先端的な医療を理解し情報を提供できる医師

　「専門医の質を高め、良質な医療が提供されること」を目的に、日本医師会、日本医学会、全国医学部長病院長会議などから成る中立的な第三者機関「日本専門医機構」が、専門医の認定と養成プログラムの評価・認定を統一的に行うことになった。その他、新専門医制度では、基本領域とサブスペシャルティ領域の二段階制とし、その養成は病院単体ではなく、大学病院等の基幹病院と地域の協力病院等(診療所を含む)が病院群を構成して実

施する。専門医の認定は経験症例数などの活動実績を要件とし、また、生涯にわたって標準的な医療を提供するため、更新の際にも各領域の活動実績を要件とする。「総合診療専門医」を基本領域の専門医の1つに加えることが決定した。

■ 看護職の資格認定制度
より高い水準の看護を国民に提供するため、特定分野の知識・技術を深めた看護師を育成し、認証する制度

　日本看護協会資格認定制度は制度別に、制度委員会、認定委員会、認定実行委員会を設置して運営し、1994年に専門看護師制度、1995年に認定看護師制度、1998年に認定看護管理者制度が発足している。2016年12月の時点で、専門看護師は13分野、認定看護師は21分野である。

　その後、近年看護界で議論をよんでいる制度が特定行為研修である。特定行為研修は、看護師が手順書により特定行為を行う場合に特に必要とされる実践的な理解力、思考力および判断力ならびに高度かつ専門的な知識および技能の向上を図るための研修で、38行為ある特定行為区分ごとに特定行為研修の基準に適合するものとなっている。この研修は数年に渡り看護界を二分する議論が沸き起こったが2018年度には、日本看護協会が認定看護師制度の再構築を重点事業に位置付け、特定行為研修を組み込んだ新たな認定看護師教育プログラムの開発をすることとなった。

■ 専門看護師
専門分野ごとに日本看護協会の認定を受け、卓越した実践・相談・調整・倫理調節・教育・研究の役割を担う看護師

　複雑で解決困難な看護問題を持つ個人、家族および集団に対して水準の高い看護ケアを効率よく提供できる看護師を育成することを目的に、日本看護協会は専門看護師の認定制度を設けている。専門分野は「がん看護」など13分野設けられており、指定大学院修士課程で専門分野ごとの教育を行っている。

■ 認定看護師
分野ごとに日本看護協会の認定を受け、水準の高い実践・指導・相談の役割を担う看護師

　特定の看護分野において、熟練した看護技術と知識を用いて水準の高い看護実践のできる看護師を育成することを目的に、日本看護協会は認定看護師の認定制度を設けている。特定看護分野として「救急看護」など21分野が設けられており、指定施設で分野ごとの教育を行っている。

■ 看護師の特定行為
指定の研修を修了した看護師のみが実施できる特定の行為

　保健師助産師看護師法によって看護師が行う診療の補助のうち、高度な知識・技能等が特に必要とされる医療行為をいう。「呼吸器（気道確保に係るもの）関連」区分における「経口用気管チューブ又は経鼻用気管チューブの位置の調整」など、21区分38種類の行為が定められている。区分ごとに指定の研修を修了した看護師が、その区分内の行為に限って、手順書に基づいて特定行為を行うことができる。

■ 専門薬剤師
専門領域の薬物療法に精通し、チーム医療の中で質の高い薬剤師業務を実践できる能力が認められた薬剤師

　厚生労働科学研究「6年制薬剤師の輩出を踏まえた薬剤師の生涯学習プログラムに関する研究」の報告書では、専門薬剤師を「特定の専門領域の疾患と薬物療法について十分な知識と技術ならびに経験を活かし、医療スタッフの協働・連携によるチーム医療において質の高い薬剤師業務を実践するとともに、その領域で指導的役割を果たし、研究活動も行うことができる能力を有することが認められた者」と定義されている。

　2006年から、職能団体である日本病院薬剤師会により、がん、感染制御、精神科、妊婦・授乳婦、HIVの5領域で専門薬剤師が認定された。2009年、学術団体である医療薬学会に、がん専門薬剤師の制度が移管された。その

後、日本腎臓病薬物療法学会、日本医療情報学会、日本女性医学学会、日本医薬品安全性学会が専門薬剤師の認定を開始した。「認定薬剤師」を含めると20以上の団体が認定制度を持つようになり、認定基準の標準化や質保証が問題となりつつある。

■ 日本クリニカルパス学会における資格認定制度

クリニカルパスの質向上を目的に、より高い知識を持ちパス活動を推進できる人材を育成し、認証する制度

　日本クリニカルパス学会においても「臨床現場における具体的なクリニカルパスの導入・運用および改善を支援する」という学会の目的を達成するためには、クリニカルパスの質を維持・向上するための人材育成が必要であるという考えから資格認定制度を導入している。2013年度から資格認定制度を視野に入れた研修、2016年度から第1回の資格認定を開始した。資格認定には、パス認定士、パス指導者、パス上級指導者の3資格がある。パス認定士に求められる役割は、クリニカルパスを正しく作成・使用できるための基礎知識の習得と、クリニカルパスの作成・使用の実績で、施設あるいは地域において積極的なクリニカルパス活動とした。パス指導者には、標準化を図るための知識やPDCAサイクルを回していくなどの知識の習得と、クリニカルパス活動の支援や推進などの実績があるもので、施設あるいは地域においてクリニカルパス活動を推進するとともに指導的役割を果たすことが求められる。最後に、パス上級指導者は、地域あるいは全国レベルでクリニカルパス活動を先導・推進していく立場にあり、クリニカルパスの進化に寄与することが求められる。こうした資格制度により、資格取得者のいる施設や地域での活動が活発となり、ひいては日本のクリニカルパスの発展に繋がっていくことを期待している。

G
制度

- G1 医療連携と診療報酬制度 ……………………………… 133
- G2 国際統計分類(ICD) ……………………………… 139
- G3 DPC ……………………………… 143

G
制度

　クリニカルパスの活用は、院内から地域に徐々に広がっている。これは、保健医療サービスそのものが1施設だけで行うものから地域で行うものに広がっていることを受けたものである。このような医療提供体制の変化の中で、パスは、地域での医療を行う際に不可欠なツールとして位置付けられるようになった。

　このことから本章では、医療法の改正等の中で重視されてきた地域医療や、これに伴う病院マネジメント体制の改革に必要なキーワード、これらの改革を実現するための医療の標準化に関係するキーワードを中心に解説する。

G1 医療連携と診療報酬制度
integrated healthcare and health insurance

■ かかりつけ医

　日本医師会・四病院団体協議会は、2013年に「なんでも相談できる上、最新の医療情報を熟知して、必要な時には専門医、専門医療機関を紹介でき、身近で頼りになる地域医療、保健、福祉を担う総合的な能力を有する医師」と定義している。

　また、厚生労働省が用いる「かかりつけ医機能」という文言には、(1)日常的な医学管理と重症化予防、(2)専門医療機関等との連携、(3)在宅療養支援、介護との連携が含まれている。

■ かかりつけ薬剤師、かかりつけ薬局、健康サポート薬局

　厚生労働省は、2015年に公表した「患者のための薬局ビジョン」において、医薬分業のメリットを享受できるよう、薬局に「患者の過去の副作用情報の把握や在宅での服薬指導等、日頃から患者と継続的に関わることで信頼関係を構築し、薬に関していつでも気軽に相談できる、かかりつけ薬剤師」がいることが重要との見解を示した。この「かかりつけ薬剤師」が機能を発揮するためには、薬局が組織体として連携や安全管理を含む業務管理体制や、相談スペースなど必要な構造設備等を有することが不可欠である。これらの機能を有する薬局を「かかりつけ薬局」と位置付けている。

　平成28年度および平成30年度診療報酬改定で「かかりつけ薬剤師指導料・かかりつけ薬剤包括管理料」が制定され、かかりつけ薬剤師は、患者の同意のもと、(1)服薬情報の一元的・継続的把握、(2)24時間対応、在宅対応、(3)医療機関との連携の3つの機能要件を担うとされた。かかりつけ薬剤師の勤務する「かかりつけ薬局」のうち、健康保持に関する相談や適切な受診勧奨や紹介をも行える設備、研修終了薬剤師、地域ケア会議などにも参加する連携体制構築までも備えた薬局を「健康サポート薬局」とし

た。厚生労働省は2025年までに、すべての薬局がかかりつけ薬局としての機能を持つことを目指している。

■ 訪問診療・訪問看護
患者の居宅において行う診療・看護

　訪問診療とは、在宅療養を行う患者であって、疾病・傷病のため通院が困難なものに対して、定期的に訪問して診療を行うことをいう。これに対し「往診」は、特に必要がある場合に限って、予定外に行うものである。訪問看護は、継続的に療養が必要であるものの通院が困難な患者に対して行うものと（医療保険適用）、居宅の要介護者等に対して居宅サービス計画に基づき行うもの（介護保険適用）があり、いずれも医師の指示に基づいて行う。

■ 遠隔医療
通信技術を活用した保健医療サービスおよびその支援

　日本遠隔医療学会は、遠隔医療を「通信技術を活用した健康増進、医療、介護に資する行為」と定義している。同学会は、（広義の）遠隔医療を、患者に対して実施される遠隔医療（いわゆる遠隔診療・遠隔看護等）と、医療従事者間で行われる遠隔医療（狭義の遠隔医療）に分けている。後者には、遠隔画像診断や、遠隔病理診断などが含まれる。

■ 在宅療養支援診療所
当該診療所で24時間直接連絡を受けられる体制を有するとともに、自院や連携施設を通じて24時間往診や訪問看護に対応できる等の基準を満たして、地方厚生局に届出をした診療所

　緊急時に入院できる体制を、自院または連携施設を通じて構築することも要件とされている。緊急往診や看取りの実績等により「機能強化型在宅療養支援診療所」という区分も設けられている。

■ **入退院支援加算**

入院後の早期に退院困難な要因を有している患者を抽出し、退院支援計画を立案する等の退院支援を行うことを評価する、入院基本料加算

　入退院支援および地域連携業務に専従する職員の配置や、患者および家族との話合い、多職種によるカンファレンス等の要件が設けられている。2018年には同加算の中に入院時支援加算が設けられ、入院前の外来において、入院中に行われる治療の説明等を行うこととされた。この「入院中に行われる治療の説明」に、クリニカルパスが活用されている。

■ **後発医薬品使用体制加算**

その医療機関で調剤された後発医薬品のある先発医薬品および後発医薬品について、後発医薬品の規格単位数量の割合が、基準以上にあることをその割合に応じて評価する加算

　入院基本料と外来における処方料に同加算が設けられている。なお、外来においては後発医薬品が存在する医薬品は一般名で処方することが推奨されており、このため同加算にはさらに一般名処方加算が設けられている。

■ **重症度、医療・看護必要度**

入院患者の看護の必要性を客観的に評価するための指標

　一般病棟の場合は、A項目（モニタリングおよび処置等）、B項目（患者の状況等）、C項目（手術等の医学的状況）から構成されている。この指標の得点によって、算定できる入院基本料が変化する。従来、看護職員が手作業で各項目を評価することとされていた。平成30年度診療報酬改定において、A項目およびC項目はDPC影響評価調査で用いる診療実績データを用い、従来どおり手作業で評価を行うB項目とあわせて得点を算出することが可能になった。

■ 原価計算

原価の標準を設定した上で、原価の実際の発生額を計算記録し、これを標準と比較することで、その差異の原因を分析する改善手法

　病院においては、診療科等の部門で分割して原価計算を行う例が多い。収益改善のために有効であるという評価がある一方で、間接部門のコストをどのように割り振るかという基準(配賦基準)の設定が難しいとの指摘もある。

■ SPD(supply processing and distribution)

医療に用いる材料・機器等を、それを使用する場所に供給する仕組み

　広義には、鋼製小物を回収して洗浄・滅菌するプロセスや、材料・機器をメーカーやディーラーに発注するプロセス等も含む。なお、SPD自体は供給する仕組みを指す用語であって、情報システムを指すものではない。このため、処置オーダー等を連動して、保管部署から使用部署(病棟等)に出庫指示を出すための情報システムは、「SPDシステム」とよぶ。

■ 医療計画

厚生労働省が定める「良質かつ適切な医療を効率的に提供する体制の確保を図るための基本的な方針」を踏まえて、都道府県が地域の実情に応じて医療提供体制の確保を図るために定める計画

　1985年の医療法改正で創設された仕組み。現在(第7次)の計画では、医療圏の設定、基準病床数の算定、5疾病(がん、脳卒中、急性心筋梗塞等の心血管疾患、糖尿病、精神疾患)、5事業(救急医療、災害時における医療、へき地の医療、周産期医療、小児救急を含む小児医療)、在宅医療の体制、医療従事者の確保、などを定めることとされている。5疾病5事業と在宅医療の体制を盛り込むことから、地域連携パスを含む連携体制について言及されることが多い。地域医療構想は第7次計画から医療計画に取り組むこととされている。第6次医療計画までは5年ごとに改定されていたが、平成30年度策定の第7次医療計画からは6年計画(3年で中間見直し)とされ、3年ごとに策定される介護保険事業計画と整合性をとる仕組みとなった。

■ 病床区分/病床機能区分と病床機能報告制度
地域において病床が果たす役割・機能の区分

　2001年施行の医療法第4次改正により病床区分が見直され、現在の病院病床は、一般病床、療養病床、精神病床、感染症病床、結核病床の5つに区分されている。なお療養病床は医療療養病床（医療保険型）と介護療養病床（介護保険型）があるが、介護療養病床は2023年度末で廃止（現在は経過措置期間）され、介護医療院等への転換を図る方向性が示されている。

　一方、2014年に一般病床・療養病床を有する病院・有床診療所対象に「病床機能報告制度」が設けられた。これは医療機関が、有する病床において担っている医療機能の現状と今後の方向を選択し、病棟単位で、診療行為の実績等を都道府県に報告する制度。医療機能には高度急性期機能、急性期機能、回復期機能、慢性期機能の4種類があり、自院の医療内容を踏まえて各病院で選択し、年1回の報告が義務付けられている。

■ 介護医療院
介護療養病床の受け皿として、2018年に新設された介護保険法上の施設

　要介護者であって長期にわたり療養が必要な入所者に、療養上の管理、看護、医学的管理の下における介護および機能訓練等を行う。病院や診療所ではないものの、医療を提供するため医療法上は医療施設とみなされる。

■ 地域医療構想
医療法に基づく都道府県が策定する、構想区域における将来の医療提供体制に関する構想

　病床機能区分ごとの必要病床数等を含むこととされている。病床機能報告制度で報告されたデータ等をもとに、将来の医療需要と病床の必要性を推計し、地域の実情に応じて方向性を決めることとされている。2016年末までに全都道府県で策定は完了しており、二次医療圏ごとに開催される調整会議において構想実現にむけた具体的な取り組みが話し合われていくこととされている。

■ 地域医療構想 急性期指標
病床あたりの看護師数や病床あたりの総手術件数などにつき、都道府県内における各病院の位置付けを分かりやすく示し、各病院がセルフアセスメントを行う参考資料とするための指標

　厚生労働科学研究地域医療基盤開発推進研究事業の研究班が開発し、各県別のデータは都道府県に配布されている。

■ 地域包括ケアシステム
地域住民が暮らしていけるために、必要なサービス(医療、介護、住まい、くらし支援など)をまとめて提供するシステム

　医療・介護総合確保法第2条には「地域の実情に応じて、高齢者が、可能な限り、住み慣れた地域でその有する能力に応じ自立した日常生活を営むことができるよう、医療、介護、介護予防、住まい及び自立した日常生活の支援が包括的に確保される体制」と定義されている。現在2025年を目標とする地域包括ケアシステム確立をめざしてさまざまな取り組みが行われている。地域包括ケアの実現には、医療と介護の連携体制づくりと地域づくりの両軸がポイントと考えられている。急性期医療を担う医療機関においても、介護保険申請のための主治医意見書作成、訪問看護ステーションへの指示書作成、ケアマネジャー等との情報共有(情報提供、退院前カンファレンス)などが日常的に行われており、医療機関で勤務するスタッフにも介護保険や地域福祉に関係する知識が必要とされる。さらに医療と介護をつなぐ連携パス(認知症連携パスなど)も作成されるなど、医療機関はこれまでに以上に幅広く院外の多くの施設との連携が求められており、連携業務を担う地域医療連携室の役割はますます大きくなっている。

G2 国際統計分類（ICD）
international statistical classification of diseases and related health problems

■ ICD（international statistical classification of diseases and related health problems）
疾病及び関連保健問題の国際統計分類（略称、国際疾病分類）

　WHOが管理と改正等の運営を行っており、本邦では、統計法に基づき厚生労働省大臣官房統計情報部が編纂している。

■ ICD-10
ICD 第10版

　我が国では、2015年2月に疾病及び関連保健問題の国際統計分類ICD-10（2013年版）に準拠する改正が行われ、2016年1月から同日以後に作成する公的統計の表示に利用されている（**表G2-1**）[1]。

■ コーディング
入院患者の診療録をもとに、その入院症例における統計上の傷病名を選定し、これに対応するICD-10コードを割り当てること

　医師が診療録に記載する傷病名は複数存在するのが一般的であり、このためコーディングルールに則って統計上の傷病名を絞り込む必要がある。

■ 標準病名マスター
医療情報システム開発センター（MEDIS-DC）が開発している標準マスターのうち、病名に関するマスター

　MEDIS-DCでは、厚生労働省の委託により標準マスターの開発を行っており、そのうち厚生労働省標準規格は6種類（医薬品、病名、歯科病名、臨床検査、看護、歯式）ある。このうち、病名に関するマスターのこと。

　医療情報システムにおいて、レセプト電算処理マスターコードとICD-10の双方に変換できる病名を登録することを可能にするマスターである。

表G2-1　ICD-10大分類

大分類(章)一覧		
章	ICDコード	分類見出し
第1章	A00-B99	感染症及び寄生虫症
第2章	C00-D48	新生物
第3章	D50-D89	血液及び造血器の疾患並びに免疫機構の障害
第4章	E00-E90	内分泌、栄養及び代謝疾患
第5章	F00-F99	精神及び行動の障害
第6章	G00-G99	神経系の疾患
第7章	H00-H59	眼及び付属器の疾患
第8章	H60-H95	耳及び乳様突起の疾患
第9章	I00-I99	循環器系の疾患
第10章	J00-J99	呼吸器系の疾患
第11章	K00-K93	消化器系の疾患
第12章	L00-L99	皮膚及び皮下組織の疾患
第13章	M00-M99	筋骨格系及び結合組織の疾患
第14章	N00-N99	腎尿路生殖器系の疾患
第15章	O00-O99	妊娠、分娩及び産じょく＜褥＞
第16章	P00-P96	周産期に発生した病態
第17章	Q00-Q99	先天奇形、変形及び染色体異常
第18章	R00-R99	症状、徴候及び異常臨床所見・異常検査所見で他に分類されないもの
第19章	S00-T98	損傷、中毒及びその他の外因の影響
第20章	V01-Y98	傷病及び死亡の外因
第21章	Z00-Z99	健康状態に影響を及ぼす要因及び保健サービスの利用
第22章		特殊目的用コード

(文献1より引用)

　この標準病名以外の病名登録割合が特に高い医療機関については、診療報酬上のペナルティが課せられている。

■ DPC/PDPS(diagnosis procedure combination/per-diem payment system)
診断群分類による1日あたり包括支払い方式
　傷病名と診療行為の組み合わせごとに、14桁の英数字からなるDPCコードが割り当てられている。そのうち上6桁でICD-10に基づく傷病名を表現する(**図G2-1**)[2]。

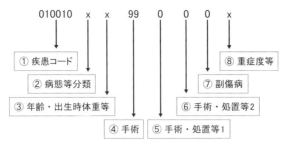

図G2-1　診断群分類番号(14桁)の構成
（文献2より引用）

■ ICD-O-3（international classification of diseases for oncology-3）
国際疾病分類 腫瘍学 第3版

　ICD-10がすべての傷病を表現することを目的としているのに対し、ICD-O-3は登録対象の腫瘍をその局在（部位）と形態診断（病理組織診断）の組み合わせた形で表現することを目的にしている。

■ がん登録法
「がん登録等の推進に関する法律」の略称

　全国がん登録の手続き等を定めている。病院・診療所の管理者は、原発性のがんについて初回の診断が行われたときは、都道府県知事に届け出ることが義務付けられている。都道府県は、これを国（業務を行うのは国立がん研究センター）に報告する。国では、市町村からの死亡情報などと合わせて罹患率や生存率などの分析を行い、がん対策に役立てる。

■ 疾病および保健関連分類
WHOが定めた疾病や保健上の課題に関する分類

　WHOは「国際分類ファミリー」としてICD（国際疾病分類）、ICF（国際生活機能分類）、開発中のICHI（医療行為の分類）を国際統計分類の中心分類に位置付け、これらのデータ収集と解析により今後の保健施策の決定を行うことを目標にしている。また、ICPCは、愁訴と症状を表現することを目的にし

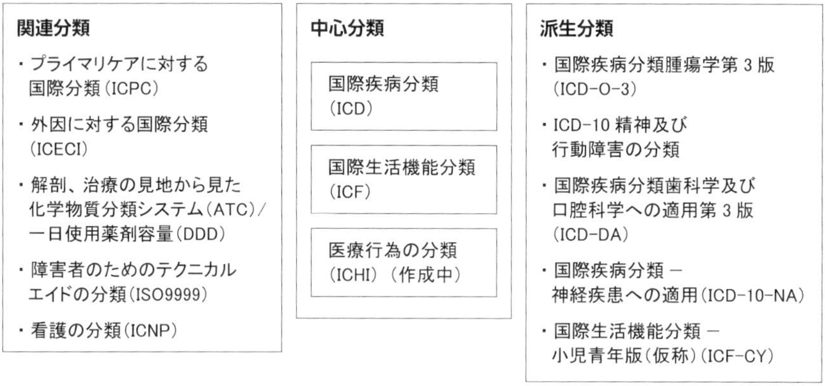

```
関連分類                          中心分類              派生分類
・プライマリケアに対する         国際疾病分類        ・国際疾病分類腫瘍学第3版
  国際分類（ICPC）                 （ICD）               （ICD-O-3）
・外因に対する国際分類                                 ・ICD-10 精神及び
  （ICECI）                         国際生活機能分類      行動障害の分類
・解剖、治療の見地から見た       （ICF）             ・国際疾病分類歯科学及び
  化学物質分類システム（ATC）／                         口腔科学への適用第3版
  一日使用薬剤容量（DDD）       医療行為の分類        （ICD-DA）
・障害者のためのテクニカル       （ICHI）（作成中）    ・国際疾病分類－
  エイドの分類（ISO9999）                               神経疾患への適用（ICD-10-NA）
・看護の分類（ICNP）                                   ・国際生活機能分類－
                                                        小児青年版（仮称）（ICF-CY）
```

図 G2-2　世界保健機関国際分類ファミリー概念図
World Health Organization Family of International Classifications（WHO-FIC）
（文献3より引用）

ており、本邦では日本プライマリ・ケア連合学会ICPCプロジェクトが日本語版の提供を行っている（**図 G2-2**）[3]。

■ **ICD-11**

国際疾病分類 第11版

2018年6月にWHOが公表した。新たな章として「免疫系の疾患」、「睡眠・覚醒障害」、「性保健健康関連の病態」などが追加された他、オントロジーを活用して多様な病態を表現できるように設計されている。また、電子的環境での使用が前提となっているため、WHOが検索支援ツールの提供も行っている。

文献

1) 厚生労働省:「疾病、傷害及び死因の統計分類」: 基本分類表及び内容例示表. https://www.mhlw.go.jp/toukei/sippei/［2019.3.25］
2) 厚生労働省保険局医療課: DPC/PDPS傷病名コーディングテキスト　改定版, 7. https://www.mhlw.go.jp/file/06-Seisakujouhou-12400000-Hokenkyoku/0000202577.pdf［2019.3.25］
3) 厚生労働省: 図 G2-2 世界保健機関国際分類ファミリー. https://www.mhlw.go.jp/shingi/2008/06/dl/s0626-7a_0003.pdf［2019.3.25］

G3 DPC
diagnosis procedure combination

■ DPC
「傷病名」と「診療行為」の組み合わせにより分類された患者群

　DPCは、医療情報の標準化と透明化を図り、この情報を用いて病院マネジメントを行い、医療の質向上を図ることを目的に開発された、我が国独自の診断群分類体系であり、14桁の英数字で構成される。上6桁（うち上2桁はMDC（主要診断群）コード）は、入院期間中に最も医療資源が投入された主要な傷病名・病態（医療資源病名）となり、ICD-10で定義される。上7桁以降は、診療行為となり、手術や処置、副傷病の有無によって分類がなされる。

　DPCコーディングの最終的な決定者は主治医であるが、このほか、診療情報管理士を中心とする診療情報管理部門や医事担当職員を中心とする診療報酬請求部門が適切に関与していくことが望ましいとされている[1]。

■ DPC/PDPS[2]
急性期入院医療を対象とする診断群分類に基づく1日あたり包括払い制度

　DPC/PDPS（per-diem payment system）は、2003年4月より、閣議決定に基づき、82の特定機能病院などを対象に導入された。従来の診療行為ごとの点数を積み上げて計算する「出来高払い方式」とは異なり、包括的に評価を行う仕組みが取り入れられている。なお、米国で開発されたDRG（diagnosis related groups）も、医療の質改善を目的に開発された診断群分類であり、DRG/PPS（prospective payment system）が1入院あたりの包括支払い制度を意味する。当該制度の導入後、DPC/PDPSの対象病院は段階的に拡大し、1,730病院・約49万床となり、急性期一般入院基本料等に該当する病床の約83%を占めている（2018年4月1日見込み）。平成30年度診療報酬改定において、医療機関群の名称は、Ⅰ群、Ⅱ群、Ⅲ群であったが、群

ごとの序列を想起させるなどの指摘を踏まえ、特性を表すよう、それぞれ大学病院本院群、DPC特定病院群、DPC標準病院群に見直しが行われた。

　DPC/PDPSにおける診療報酬は、ホスピタルフィー的報酬部分（入院基本料、検査、画像診断、投薬、注射、1,000点未満の処置等）とドクターフィー的報酬部分等（医学管理、手術、麻酔、放射線治療、1,000点以上の処置等）で構成される。ホスピタルフィー的報酬部分は、DPCごとの1日あたり点数×在院日数×医療機関別係数で算定される。DPCごとの1日あたり点数は、入院初期を重点評価するため、在院日数に応じた3段階の定額報酬が設定されている。第Ⅰ日が25パーセンタイル値、第Ⅱ日が平均在院日数、第Ⅲ日が平均在院日数＋2SD以上の30の整数倍の日数となる。なお、例外的に、入院が長期化する患者への対応として、第Ⅲ日以降（平均在院日数＋2SD以上の30の整数倍を超えた部分）については、出来高算定となる。

　1日あたりの点数の設定は(1)一般的な診断群分類、(2)入院初期の医療資源投入量の多い診断群分類、(3)入院初期の医療資源投入量の少ない診断群分類、(4)高額薬剤や手術等に係る診断群分類に応じた4つの方式がある。平成30年度診療報酬改定では、DPC対象病院において、短期滞在手術等基本料2および3が算定不可となったことから、短期滞在手術等基本料3に相当する診断群分類や、その他手術に係る診断群分類で一定の要件を満たすものについては、「(4)高額薬剤や手術等に係る診断群分類」の方式で点数が設定されることとなった。

　医療機関別係数は、(1)基礎係数(医療機関群ごとに設定する包括点数に対する出来高実績点数相当の係数)、(2)機能評価係数Ⅰ(入院基本料の差額や入院基本料等加算相当の係数)、(3)機能評価係数Ⅱ(医療機関が担う役割や機能等を評価する係数)、(4)激変緩和係数(該当医療機関のみ設定：診療報酬改定時の激変を緩和するための係数)の合計となる。

　平成30年度診療報酬改定では、調整係数から機能評価係数Ⅱへの置き換え完了に伴い、機能評価係数Ⅱの再整理が行われた。導入時より評価されていた6つの係数(**表G3-1**)は、基本的評価軸として位置付ける一方、追加された2つの係数(後発医薬品、重症度)については廃止となった。なお、後発医薬品係数

表G3-1　機能評価係数Ⅱ

名称	評価の内容
保険診療指数	適切なDPCデータの作成／病院情報の公表
地域医療指数	・体制評価指数(5疾病5事業等における急性期入院医療を評価) ・定量評価指数：〔当該医療機関の所属地域における担当患者数〕／〔当該医療機関の所属地域における発生患者数〕 1) 小児(15歳未満)と2) それ以外(15歳以上)についてそれぞれ同配分で評価。 ※ DPC標準病院群は2次医療圏、大学病院本院群及びDPC特定病院は3次医療圏のDPC対象病院に入院した患者を対象。
効率性指数	〔全DPC/PDPS対象病院の平均在院日数〕／〔当該医療機関の患者構成が、全DPC/PDPS対象病院と同じと仮定した場合の平均在院日数〕 【対象】 ※ 当該医療機関において、12症例(1症例/月)以上ある診断群分類、包括評価の対象となっている診断群分類。
複雑性指数	〔当該医療機関の包括範囲出来高点数(一入院当たり)を、診断群分類ごとに全病院の平均包括範囲出来高点数に置換えた点数〕／〔全病院の平均一入院あたり包括点数〕 【対象】 ※ 当該医療機関において、12症例(1症例/月)以上ある診断群分類、包括評価の対象となっている診断群分類。
救急医療係数	1症例あたり(以下の患者について、入院後二日間までの包括範囲出来高点数と診断群分類点数表の点数との差額の総和) ※ 救急医療管理加算2に相当する患者の指数値は1/2 ① A205救急医療管理加算の施設基準のある施設 ・救急医療入院かつ下記のいずれかを入院初日から算定している患者 ・A205救急医療管理加算、A301-3脳卒中ケアユニット入院医療管理料、A300救命救急入院料、A301-4小児特定集中治療室管理料、A301特定集中治療室管理料、A302新生児特定集中治療室管理料、A301-2ハイケアユニット入院医療管理料、A303総合周産期特定集中治療室管理料 ②「A205救急医療管理加算」の施設基準のない施設：救急医療入院の患者
カバー率指数	〔当該医療機関で一定症例数以上算定している診断群分類数〕／〔全診断群分類数〕 【対象】 ※ 当該医療機関において、12症例(1症例/月)以上ある診断群分類。 ※ すべて(包括評価の対象・対象外の両方を含む)の支払い分類。

(文献2より改変)

は、後発医薬品使用体制加算を機能評価係数Ⅰにて評価することとなった。

■ DPCとクリニカルパス

クリニカルパスは、DPC/PDPSの趣旨に合った運用を支援するマネジメントツールとしても活用できる

　DPCは、医療の質を相対的に評価するための比較単位として活用でき

る。医療の質を改善するためには、アウトカムに影響を与えるプロセスに対する改善策を検討することが重要となる。クリニカルパスは、そのプロセスを可視化するためのツールである。そこで、DPCごとに施設間でアウトカム比較を行い、パスを通じて優れたアウトカムを達成している施設のプロセスを把握することで、自施設のプロセスを見直し、改善に活かすことができる。

　DPC/PDPSで求められるパスの役割は、質保証と経済効率のバランスを考慮したバリアンス分析やアウトカム評価を行い、さらに多施設比較を通じて、ベストプラクティスを検討し、標準化を図ることにある。このためには、(1)ベストプラクティスとして、費用対効果の高い医療技術について検討すること、(2)多施設間で医療資源投入量とアウトカムについて比較を行い、診療の適正化を図ることが重要である。

文献

1) 厚生労働省保険局医療課：DPC/PDPS傷病名コーディングテキスト 改定版 平成30年4月.
   https://www.mhlw.go.jp/file/06-Seisakujouhou-12400000-Hokenkyoku/0000202577.pdf
   ［2018.6.25］
2) 厚生労働省保険局医療課：平成30年度診療報酬改定の概要 DPC/PDPS.
   https://www.mhlw.go.jp/file/06-Seisakujouhou-12400000-Hokenkyoku/0000197983.pdf
   ［2018.6.25］

H 医療連携とパス

- H1 連携のパターン・医療施設 ………………………… 149
- H2 連携業務 …………………………………………… 154
- H3 連携パス …………………………………………… 158

H
医療連携とパス

　地域完結型医療から地域包括ケアが求められる現在、医療施設のみならず介護施設や行政など多くの機能をもつ施設が、共通の考えをもって医療や介護、福祉を実践していくことが求められる。

　そのためには、医療に関わる制度(**G1参照**)を踏まえて、連携のパターンや医療施設の役割(**H1参照**)を理解し、病院で実際に取り組まれている連携業務(**H2参照**)を知っておくことが望まれる。連携パス(**H3参照**)は、さまざまな施設において同じ考え方で医療等を提供するためのツールとして活用される。これらを通じ、よりスムーズな医療連携を実践し地域全体の医療の品質を向上させていくことが今後必要となっていく。

H1 連携のパターン・医療施設
pattern of referral system

■ 連携のパターン
地域完結型医療を実践するためのさまざまな医療機関の組み合わせ

　いわゆる「連携」は医療機関同士のつながりから始まり、現在では医療機関だけではなく介護保険の範囲、広くは地域の疾患予防や健康福祉事業も包括する概念となっている。急激な少子高齢化社会の環境において医療機関や施設、在宅でもその人の想いに沿って過ごせるために、円滑な連携を図ることが求められていることが背景にある。具合的には新たな病床制度、多職種連携システム、地域コミュニティを含めた疾病予防/介護予防連携体制、などが急速に構築されている[1]。

　疾病の治療/管理体制の視点からみた連携のパターンは「一方向型（双六上がり型・リハビリ経由型）」、「双方向型（循環型）」、「在宅支援型」の3つに分けることができる（**図H1-1**）[2,3]。また病院体制の視点からみた連携のパターンとして「病病連携」、「病診連携」という分け方もある。

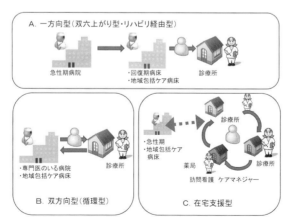

図H1-1　連携のパターン

- 一方向型連携

急性期から回復期、維持期施設へ一方向性の体制

　救急外傷、救命治療、手術などの急性期治療を高度急性期/急性期病院で行った後、治療後の経過回復過程を回復期リハビリテーション病棟、地域包括ケア病棟などへ転院または転棟して行い、在宅での服薬など安定した維持期(生活期)へとつなげる連携(**図H1-1**)。回復過程を分担する、というパターンである。例として、大腿骨頸部骨折手術後の周術期治療→リハビリ→自宅での活動性維持、がある。

- 双方向型(循環型)連携

急性期と維持期を担う施設が双方向性で担う体制

　急性期病院あるいは地域包括ケア病床での治療後や精密検査後の安定した疾病状態に対して、診療所かかりつけ医などで投薬や定期注射、定期検査などを行いフォローする連携(**図H1-1**)。フォロー中、定期的に急性期病院を受診する。急性増悪や検査所見で異常値発現などがあった場合にも急性期病院(病状程度によっては地域包括ケア病棟(病床))にてバックアップする仕組み。患者の安定した状態を維持するのが目的の連携パターンである。例として、糖尿病や心疾患、脳梗塞発症後の安定期、骨粗しょう症治療、乳がん術後のフォローなどが挙げられる。

- 在宅支援型連携

在宅を中心として多職種で情報共有する体制

　在宅で緩和治療、神経難病などの在宅医療を行う場合、家族および多職種で介入方法の検討や診療記録の情報を共有し治療ケアを共同で行う連携(**図H1-1**)。在宅診療医、訪問看護ステーション、訪問調剤薬局、ケアマネジャー、介護ヘルパー、訪問歯科医、理学・作業療法士、言語聴覚士などの患者に合わせた多職種の参画がある。また急変時や専門治療のためのコンサルトや一時入院などの対応のため地域中核病院、急性期病院もこの連携に加わる必要がある。病院から退院し在宅医療へ移行する際には支援目的の退院前合同カンファレンスを家族本人も交えて行い、在宅支援の連携体制をしっかり組んで家族および本人が安心して帰宅できるように図ら

れる。

- 病病連携

機能が異なる病院同士が連携して診療を行う体制

　かつては同一の病院内で、外来から急性期診療、その後のリハビリや回復期ケアまですべてを行う「自己完結型医療」が医療機関の主なスタイルであった。これによる一病院の多角化がスタッフの過重労働の一因にもなっていた。医療法改正により病院病床が一般/療養病床に区分されたこと、回復期リハビリテーション病床、亜急性期病床(現在はない)や地域包括ケア病床の設置、などから病床機能が異なる医療機関同士で連携して診療を行う「地域完結型医療」が現在では主流となっている。

- 病診連携

病院と診療所が連携して診療を行う体制

　連携した診療体制を行う上で、患者の日常診療を支えるかかりつけ医の役割は大きい。そこで病院と診療所間の連携「病診連携」を図ることが必要となってきている。

　少子高齢化社会において在宅介護が困難になる事例は増加しており、老人ホームや介護施設の役割は大きい。これらの施設にはさまざまな種類があり、施設の運営形態、入居条件で選択肢があり、費用以外にも、介護保険の使用の可否、終身利用の可否、看取りの可否など差もみられる(**表H1-1**)。連携業務においては正確な情報提供を行う必要性がますます高まってくる。

　療養病床は医療保険型と介護保険型があったが、介護保険型は2017年度末にて廃止となり介護保険型の介護療養型医療施設は「介護医療院」に転換が進んでいる。

■ 在宅復帰率・在宅復帰・病床機能連携率
病院から自宅/在宅系施設へ復帰する患者の割合を示す指標

　いわゆる一般病棟7対1入院基本料の算定要件として在宅復帰率が定められた。「在宅復帰率」とは入院患者数に対する在宅(自宅、在宅系施設)へ退院した患者数の割合といえるが、計算式は診療報酬等の改定で変わるこ

表H1-1　介護施設・老人ホームの種類

		受け入れ対象	介護保険の使用	看取り
民間運営	介護付き有料老人ホーム	介護専用型、自立型、混合型がある	可	可
	住宅型有料老人ホーム	比較的元気な方 介護スタッフはいない	施設外サービスは可能	可
	健康型有料老人ホーム	介護不要 自立高齢者	不可	不可
	サービス付き高齢者向け住宅	自立～低介護度	外部のサービスは可能	可
	グループホーム	認知症のある方の共同生活 身の回りのことができる必要がある	可	△
公的施設	特別養護老人ホーム	要介護度の高い方	可	可
	介護老人保健施設（老健）	要介護者、自宅にもどるための機能訓練施設 原則3か月の期限	可	不可
	介護療養型医療施設（療養病床）→2017年で廃止	リハビリや医療措置を要する高齢要介護者 医師看護師の常勤	可	不可
	介護医療院	療養病床からの転換先として2018年に創設。入所環境が改善されている	可	不可
	ケアハウス	身寄りがない・低所得などの高齢者 軽費老人ホームA型（食事あり）・B型（食事なしで自炊）、ケアハウス（C型）の3種類あり	C型は可	△

とを理解しておかねばならない。平成30年度診療報酬改定により「在宅復帰・病床機能連携率」に名称変更され、当該病棟退院患者数に対する自宅退院数に加えて在宅系施設（介護医療院を含む居住系介護施設、地域包括ケア病棟、回復期リハビリテーション病棟、療養病棟、有床診療所、介護老人保健施設への転棟、転所者）を算定することとされている。

一方、地域包括ケア病棟および回復期リハビリテーション病棟入院料算定における「在宅復帰率」の計算式では、自宅退院に加え、介護医療院を含む居住系介護施設、介護サービス提供医療機関の有床診療所への転棟、転所者が算定できる。介護老人保健施設へ移った場合には算定できない。

文献

1) 厚生労働省：医療計画について 医政発0731第4号 平成29年7月31日.
https://www.mhlw.go.jp/file/06-Seisakujouhou-10800000-Iseikyoku/0000159901.pdf
［2019.2.22］
2) 今田光一：第2章 2 地域連携クリティカルパスのIT化．一歩進んだ医療連携実践Q&A，2009．じほう，東京．
3) 今田光一：地域医療連携の構築・実践時でのタイプに沿った適切なIT化方策．月刊新医療（2月号）：45-49，2010．

H2 連携業務
operation for medical relations

■ 医療連携業務
地域完結の質の高い医療を提供するためのさまざまな業務

　医療連携とは地域内の医療機関(病院、診療所など)がそれぞれの役割を分担発揮しお互いに協働して、患者や住民の健康を支え質の高い医療を効率的に提供していくための仕組みである。そのために行うさまざまな業務を一括して連携業務とまとめることができる。連携業務は、企画立案、広報、研修会/協議会、紹介/逆紹介、入退院支援、連携パス、地域医療支援、と大きく分けることができるが、行うべき連携業務は、病院の規模や地域における役割によって異なることに留意が必要である。

■ 地域医療連携室
医療連携を実践するために、院内および院内と院外をつなぐ部署

　地域医療連携室は、他の医療施設、介護福祉施設、行政機関等と医療や介護に関するさまざまな案件について調整を行う部署である。なお部署の名称は「地域医療連携室」、「医療連携科」、「療養支援室」、「患者サポートセンター」など病院ごとにさまざまであるため、どの名称の部署がどういった連携業務を行うのかを把握することは連携を進めていく上で必要となる。

■ 診療情報提供
患者の診療に関わる情報を他の医療機関に提供すること

　医療機関は診療録に患者診療に関する情報を記載保管しているが、他の医療機関に患者の診療を依頼するにあたり、それらの情報をまとめて提供する必要がある。その行為を診療情報提供といい、通常は「診療情報提供書」という書式でやりとりを行う。診療情報提供書を用いた情報提供では報酬算定ができる(診療情報提供料)。連携パスも診療情報提供の1つの方式で

ある。最近ではインターネット等を活用する地域連携情報ネットワークを活用しての医療機関同士の情報提供も広がっており、今後診療情報提供の形は多様化していくことが予測される。

■ 紹介・逆紹介、紹介率・逆紹介率

紹介とは他の医療機関から患者の診療を依頼されることで、逆紹介とは他の医療機関等に患者の診療を依頼すること

　通常患者の紹介および逆紹介は診療報酬が算定できることから「診療情報提供書」によって情報提供されることが多い。紹介/逆紹介患者数とともに紹介率・逆紹介率は病院と地域医療機関との関わりを示す重要な指標である。さらに医療機関別の紹介/逆紹介件数、診療科別の紹介数分析、紹介患者が入院につながる比率などの分析は、病院経営上有用な情報であり病院機能を示す指標となる。

　紹介率に関する厳密な定義はないが、一般的には全初診患者に対する紹介初診患者の割合が紹介率であり、全初診患者に対する逆紹介患者の割合が逆紹介率とされている。紹介率が初めて病院経営の指標にとりあげられたのは1997年医療法改正に地域医療支援病院制度が開始したときで、認定要件の1つとして紹介率が設定された。その後、平成12年度診療報酬改定で紹介率を要件とする加算（急性期入院加算等）が導入されこの指標が広く注目されることとなった。現在紹介率を要件とする診療報酬はないが、紹介率・逆紹介率は依然として病院の機能分化を示す指標として重要視されている。

■ 地域医療支援病院

地域医療の確保を図る病院として相応しい構造設備等を有する病院として都道府県知事が承認した病院

　医療法で定められた病院体系で、患者の身近な地域で医療が提供されるためにかかりつけ医療機関を支援する目的を有する病院である。具体的には「紹介患者への医療提供」、「医療機器の共同利用」、「救急医療の提供」、

「地域医療従事者への研修実施」の4つの機能が求められる。地域医療支援病院では開放病床を用意する必要があることから、登録医制度を導入し院外の医師と病院医師が共同して入院患者の共同診療を行う仕組みを整えることが一般的である。地域医療支援病院は二次医療圏ごとに1ヵ所置くことが望ましいとされているが、2016年10月時点で全344二次医療圏のうち233医療圏で543病院が承認されており、111医療圏では空白となっている。

■ 退院支援、転院支援
医療機関から退院/転院する際に、スムーズかつ適切に移行できるように支援すること

　連携業務のなかで大きな割合を占めるのが病院から退院する患者の支援業務である。そのうち自宅や在宅系施設へ退院する際の支援を退院支援、回復期や療養期病院等への退院支援を転院支援、とよぶがいずれにしても次の療養環境へスムーズに移行できることがその目的となる。目的を達成するためには、院内外の多職種が協働してさまざまな問題解決を行うことが必要で、退院前カンファレンス、退院支援パス、入退院支援ルール、退院情報提供書、などさまざまな取り組みやツールが全国各地で協議され作成運用されている。

■ 退院支援看護師
連携部門に所属し退院/転院支援を主に担う看護師

　退院/転院支援業務に院内外をつなぐ業務が多く含まれることより、多くの医療機関ではその業務を専任で行うスタッフを置いている。以前より退院に際しては社会資源の調整が多かったことよりMSW(medical social worker)が配置されていた。近年在院日数の短縮や医療機関の機能分化が進み医療処置等の医療に関する情報提供も多く含まれることから、看護師を退院支援担当として地域医療連携室に配属する施設が増えてきた。その業務を担う看護師のことを「退院支援看護師」とよぶことが多い。診療報酬

では入退院支援加算の算定要件として、退院支援業務を担う専従/専任者として看護師および社会福祉士を置くことが求められていることから、現在では地域医療連携室に看護師、社会福祉士を複数配属し、退院支援業務に従事させることが広がっている。

■ 相談支援、MSW（medical social worker、医療ソーシャルワーカー）
療養上のさまざまな相談や問題に対応する専門スタッフ

　治療を続けるにあたっては、高額療養費制度の利用、更生医療などの各種申請などの多くの手続きが必要である。さらに療養上の心配事なども少なくない。そのため病院にはそれらの問題に対応する相談支援を担当する部署が設置され、そこで相談対応にあたるスタッフが「MSW（医療ソーシャルワーカー）」である。MSW業務を行うための資格は不要であるが、社会福祉士が担当することが多い。相談支援業務は入退院支援業務と関連することも多いため、最近では連携業務、入院支援業務、退院支援業務、相談支援業務を1つにまとめ地域医療連携室をセンター化する医療機関が多くなっている。

H3 連携パス
liaison clinical pathway

■ **連携パスの定義と歴史**

複数医療機関で利用される診療計画。2006年より普及

はじめに「地域医療連携クリニカルパス」と「地域医療連携クリティカルパス」は同義語であり、ここでは連携パスと略す。厚生労働省（平成19.10.31）によれば、

(1) 急性期病院から回復期病院を経て早期に自宅に帰れるような診療計画を作成し、治療を受ける全ての医療機関で共有して用いるもの
(2) 診療にあたる複数の医療機関が、役割分担を含め、あらかじめ診療内容を患者に提示・説明することにより、患者が安心して医療を受けることができるようにするもの
(3) 内容としては、施設ごとの診療内容と治療経過、最終ゴール等を診療計画として明示
(4) 回復期病院では、患者がどのような状態で転院してくるかを把握できるため、改めて状態を観察することなく、転院早々からリハビリを開始できる
(5) これにより、医療連携体制に基づく地域完結型医療を具体的に実現する

と定義されている。

連携パスが広く周知されたのは、2006年の大腿骨頸部骨折連携パスが診療報酬加算の対象となったことによる。2007年の第5次医療法改正に伴い、4疾病（がん、脳卒中、急性心筋梗塞、糖尿病）5事業ごとに医療連携体制の構築が求められることになり、そのツールとして連携パスが着目され、2008年に脳卒中、そして2010年に5大がんの連携パスが診療報酬加算の対象となった。日本クリニカルパス学会が行った全国アンケート調査によれば、連携パスの作成・活用は年々増加し、2016年には78％の施設

において運用されている（**図H3-1**）。診療報酬算定可能な脳卒中、大腿骨頸部骨折、がんが連携パスの対象となる3大疾患であるが、医療政策を反映し糖尿病、心疾患、認知症の連携パスも作成運用されるに至っている（**図H3-2**）。

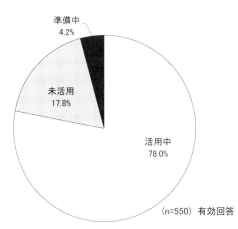

図H3-1　連携パス作成活用の有無
（文献3より引用）

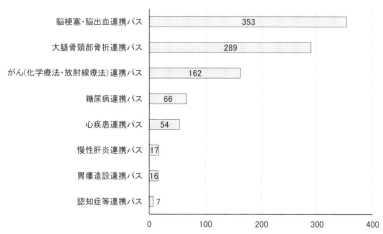

図H3-2　連携パス作成活用施設で使用されている連携パスの種類
（文献3より引用）

■ 主な連携パスの概念・状況

・大腿骨頸部(近位部)骨折
大腿骨頸部骨折治療目的で急性期/リハビリを担う医療機関間で利用される連携パス

　大腿骨頸部(近位部)骨折は、突然発症し救急搬送され手術後にリハビリを要する疾患である。手術を担う急性期病院とその後のリハビリを担う回復期病院で統一した診療を提供する目的で、二次医療圏にて一方向型の連携パスが作成運用されている。連携パスの活用により各地で地域完結型医療が推進され治療成績の向上もみられている。さらに連携パスの分析から骨折の原因である骨粗しょう症の治療・予防が必要であるとの認識が生まれ、骨粗しょう症の治療・予防の連携パス運用も広がり始めている。

・脳卒中
脳卒中からの回復目的で急性期/リハビリを担う医療機関間で利用される連携パス

　脳卒中は早期から積極的にリハビリを行うことで機能回復を図ることができる。したがって、大腿骨頸部骨折と同様に、急性期病院での治療後にリハビリを担う回復期病院への一方向型の連携パスが作成運用されている。さらに脳卒中でも再発予防の観点から、高血圧管理などの疾病管理予防につなげていく取り組みも派生している。県統一で運用される連携パスもあるが各二次医療圏でのパスの作成運用が多い。

・がん
がん治療やフォローを急性期/かかりつけ医療機関で分担して行うための連携パス

　2006年がん診療連携拠点病院の指定要件の1つに5大がんに関する連携パスの策定が求められた。2007年にがん対策基本法が施行されたことも受けて、厚生労働科学研究「全国のがん診療連携拠点病院において活用が可能な地域連携クリティカルパスモデルの開発」(班長：谷水正人、四国がんセンター)が始まり、同研究にてがん連携パスのモデルが提示された。このモデルでは「医療機関の機能・役割分担表、医療者用パス、私のパス(患

者用パス)、啓発用ポスター」が示され、これをきっかけに各都道府県のがん診療連携協議会にて連携パス作成推進や都道府県統一パス作成が行われた。しかしがん連携パスは、治療機関が拠点病院以外もあること、診療報酬算定が難しいこと、などから普及は進んでいない。5年以上経過した現在、がん連携パスの長期利用成績が少しずつ報告されており、今後のがん連携パスの方向性を考えていく資料となるものと思われる。

■ 連携パスの将来展望
疾病管理や診療評価、地域包括ケアシステムのためのツールとしての展開への期待

連携パスで診療報酬算定要件を満たさないものは計画管理病院に運用が一任されたこともあり、算定件数が伸び悩み平成28年度診療報酬改定では退院支援加算に組み込まれた。しかし連携パスの作成運用においては行政を含む医療の多職種が関わり、結果として多職種連携が推進され、地域の中で連携パスを通して疾病管理をするという発想が芽生えつつある。

今後適切に運用され診療の質向上に活用されるために、連携パスにもパスに求められる要件(評価指標やアウトカム設定、バリアンス分析)が必要である。また地域包括ケアシステム構築において医療・介護・福祉の壁を越えた地域づくりの推進が求められることから、連携パスもそれらの視点をもって改変、作成、運用されていくことが期待される。

文献
- 厚生労働省：中央社会医療協議会(中医協)診療報酬基本問題小委員会(第105回)．地域医療について．
  https://www.mhlw.go.jp/shingi/2007/10/s1031-5.html［2018.6.26］
- 濃沼政美：第12章 地域連携クリニカルパス．クリニカルパス概論(日本クリニカルパス学会学術委員会)．2015．127-144．サイエンティスト社．東京．
- 日本クリニカルパス学会：クリニカルパスの普及・体制の現状と課題－第16回(平成28年)アンケート結果から－．日本クリニカルパス学会誌19：73-82．2017．

索　引

数字

5疾病5事業 …………………………… 136

A

AST
　（antimicrobial stewardship team）… 120

B

BOM（Basic Outcome Master）…… 41

D

DESIGN-R…………………………… 123
DinQL
　（database for improvement of nursing
　quality and labor）………………… 92
DPC（diagnosis procedure combination）
　……………………………………… 143
DPC/PDPS
　（diagnosis procedure combination/
　per-diem payment system）… 140, 143
DPCとクリニカルパス ……………… 145
DWH（data warehouse）……………… 91

E

EBM（evidence-based medicine）…… 51
EFファイル …………………………… 91
EHR（electronic health record）…… 69
EMR（electronic medical record）… 69
ERAS（enhanced recovery after surgery）
　……………………………………… 125

I

ICD-10 ………………………………… 139
ICD-11 ………………………………… 142
ICD（infection control doctor）…… 118
ICD
　（international statistical classification of
　diseases and related health problems）
　……………………………………… 139
ICD-O-3
　（international classification of diseases
　for oncology-3）…………………… 141
ICF …………………………………… 141
ICHI …………………………………… 141
ICMT
　（infection control microbiological
　technologist）……………………… 119
ICN（infection control nurse）……… 118
ICPh（infection control pharmacist）119
ICT（infection control team）… 110, 118
ICUパス ……………………………… 23

M

MDRPU
　（medical device related pressure ulcer）
　……………………………………… 124
MEDIS-DC …………………………… 139
Mindsガイドラインライブラリー… 53
MSW（医療ソーシャルワーカー）… 157

N

NPUAP分類 ………………………… 122
NST（nutrition support team）…… 79

P

PACS
　（picture archiving and communication
　systems）…………………………… 69
PCAPS
　（patient condition adaptive path system）
　……………………………………… 16
PDCAサイクル ……………………… 48
PHR（personal health record）…… 69

POS（problem oriented system）…… 74

R

RCT（randomized controlled trial）… 51

S

SDCAサイクル…………………… 49
SECIモデル ……………………… 57
SPD（supply processing and distribution）
　………………………………… 136
SPDシステム …………………… 136

V

vender ……………………………… 94

あ

アウトカム………………… 8, 30, 54, 108
アウトカム志向パス……………… 32
アウトブレイク…………………… 120
アセスメント……………………… 31
アドオンパス……………………… 21
アルゴリズム……………………… 15
アルゴリズム型パス………… 15, 16, 21
アルゴリズムパス………………… 7, 16
安全管理とクリニカルパス……… 115
安全管理と説明…………………… 114
安全管理の階層…………………… 112
安全管理の心理…………………… 114
安全管理の対象…………………… 113
暗黙知……………………………… 56

い

移行ロジック……………………… 16
医事会計システム………………… 101
一方向型連携……………………… 150
一般名処方加算…………………… 135
イニシャルコスト………………… 87
医療安全…………………………… 112
医療・看護必要度………………… 135
医療関連感染
　（healthcare-associated infection）… 117

医療計画…………………………… 136
医療者アウトカム………………… 8, 31
医療者用パス……………………… 2, 4
医療情報システム開発センター
　（MEDIS-DC）………………… 70
医療情報システムの
　安全管理に関するガイドライン　89
医療の質…………………………… 108
医療の質管理……………………… 108
医療の質指標……………………… 108
医療の質と安全管理……………… 112
医療連携業務……………………… 154
医療連携と診療報酬制度………… 133
医療連携とパス…………………… 148
インフェクションコントロールドクター
　…………………………………… 118
インフォームド・コンセント…… 12
インフォームド・コンセントの記録… 66

う

運用管理規程……………………… 90

え

栄養アセスメント………………… 78
栄養管理計画書…………………… 78
栄養記録…………………………… 78
栄養サポートチーム……………… 79
栄養サポートチーム加算………… 79
栄養食事指導……………………… 80
栄養評価…………………………… 78
栄養療法…………………………… 79
エビデンスレベル………………… 51
遠隔医療…………………………… 134
遠隔画像診断……………………… 134
遠隔病理診断……………………… 134

お

オーダエントリーシステム…… 68, 102
オーバービューパス……………… 4
オールインワンパス……………… 7
オールバリアンス方式…………… 36

オプショナルパス	21	救急患者パス	23

か

外因性感染	117		
介護医療院	137		
外的妥当性	52		
介入アウトカム	8		
かかりつけ医	133		
かかりつけ薬剤師	133		
かかりつけ薬局	133		
撹乱因子	51		
カスタマイズ	103		
紙パス	13		
カルテ	65		
カレン・ザンダー	34, 36		
がん	160		
看護記録	72		
看護(ケア)パス	22		
看護計画	73		
看護職の資格認定制度	128		
看護診断	73		
観察項目	31		
患者アウトカム	8, 30		
患者参加型パス	23		
患者状態適応型パス	16		
患者用パス	2, 11		
感染管理看護師	118		
感染管理薬剤師	119		
感染制御チーム	118		
感染制御認定臨床微生物検査技師	119		
感染対策	117		
がん登録法	141		
カンファレンス記録	83		
緩和ケアチーム	110		

く

クリティカルインディケーター	32
クリティカルバリアンス	35, 36
クリニカル インディケーター	54

け

経過記録	74
形式知	56
ゲートウェイ方式	35
原価計算	136
健康サポート薬局	133
検査室パス	23

こ

抗菌薬適正使用支援チーム	120
厚生労働省標準規格	139
後発医薬品使用体制加算	135
コーチング	111
コーディング	139
コード	101
国際統計分類(ICD)	139
コパス	21
コホート研究	52

さ

サーバー	103
サーベイランス	119
最終アウトカム	8, 32
在宅支援型連携	150
在宅復帰	151
在宅復帰率	151
在宅療養支援診療所	134

き

キーバリアンス	35, 36
疑義照会	76
基礎情報	101
逆紹介	155
逆紹介率	155

し

資格認定制度	130
自己負担額	13
指示・実施記録	67
システムエンジニア	88
システムバージョンアップ	95

165

疾病および保健関連分類	141
周術期管理	125
重症度	135
手術室パス	23
術前パス	23
紹介率	155
使用率	60
褥瘡	121
褥瘡危険因子評価	122
褥瘡対策	121
褥瘡対策チーム	110
褥瘡治療関連ガイドライン	121
診療ガイドライン	10, 53
診療記録	64, 65
診療計画	4
診療情報	65
診療情報開示	70
診療情報提供	154
診療録	65

す

スキンケア	123
ステップ	7, 97
ステップアップパス	21
ストラクチャー	54

せ

セットオーダー機能	95
説明と同意	12
センチネル方式	35
専門医	127
専門看護師	128
専門・認定制度	127
専門薬剤師	129

そ

相互運用性	87
相談支援	157
双方向型(循環型)連携	150
ソフトウェア	104

た

体圧分散寝具	123
退院基準	28
退院時アウトカム	8
退院支援	156
退院支援看護師	156
退院支援計画書	82
退院時サマリー	67
退院時バリアンス方式	35
大腿骨頸部(近位部)骨折	160
多職種連携	110
端末	90

ち

地域医療構想	137
地域医療構想 急性期指標	138
地域医療支援病院	155
地域医療連携室	154
地域包括ケアシステム	138
地域連携電子パスシステム	94
チーム医療	110
調剤録	76

て

転院基準	29
データ移行	89
データウェアハウス	91
データファイル	100
データ分析	102
データベース	90
適応・除外基準	27
適応と適用	27
適用率	60
デミング	48
転院支援	156
電子化	93
電子カルテ	87
電子カルテシステム	68
電子カルテシステムの導入効果	89
電子クリニカルパスの定義	93

電子パス………………………	86
電子パスの標準化……………	94

と

ドクターフィー…………………	144
特定行為…………………………	129
ドナベディアン…………………	54

な

内因性感染………………………	117
内的妥当性………………………	51
流れ図……………………………	15
ナレッジ・マネジメント……………	56

に

日常生活自立度…………………	122
日程表……………………………	13
入院診療計画書…………………	12, 66
入退院支援加算…………………	135
認定看護師………………………	129

の

脳卒中……………………………	160

は

バージョンアップ…………………	88
パス委員会………………………	60
パス活動…………………………	59
パス監査…………………………	60
パス指導者………………………	130
パス上級指導者…………………	130
パス使用率（適用率）…………	23
パス専任…………………………	61
パス大会…………………………	61
パス適用操作……………………	95
パス認定士………………………	130
パスの電子化……………………	93
パスの併用機能…………………	98
パターナリズム…………………	111
バリアンス………………………	8, 34, 109
バリアンスの分類………………	36, 38

バリアンス分析…………………	37
バリアンス方式…………………	8
バリアンスマネジメント…………	34
汎用パス…………………………	23

ひ

ビッグデータ……………………	91
批判的吟味………………………	52
日めくり式パス…………………	4
標準………………………………	47
標準化……………………………	47
標準コード………………………	69
標準病名マスター………………	139
標準マスター……………………	102
病床機能区分……………………	137
病床機能報告制度………………	137
病床機能連携率…………………	151
病床区分…………………………	137
病診連携…………………………	151
費用対効果………………………	52
病棟薬剤業務……………………	75
病病連携…………………………	151

ふ

ファイルサーバー………………	104
フェーズ…………………………	7
フェーズパス……………………	16, 21
服薬アドヒアランス………………	77
プチパス…………………………	21
フローチャート…………………	7, 15, 16
プロセス…………………………	54, 97, 108
プロセスチャート………………	7, 16
分娩室パス………………………	23

へ

ベーシックアウトカムマスター……	41
ベストプラクティス………………	47, 48
ベンダー…………………………	94
ベンチマーキング………………	48

ほ

- 訪問看護 …………………… 134
- 訪問診療 …………………… 134
- ホストコンピューター ………… 104
- ホスピタルフィー …………… 144

ま

- マスター …………………… 100
- マスターデータ ……………… 100
- マスターデータマネジメント ……… 104

み

- ミニセットパス ……………… 21
- ミニパス ……………………… 7
- ミニパスセット ……………… 97

め

- 明示知 ……………………… 56

も

- モジュール ………………… 7, 97
- 問題志向型システム …………… 74

や

- 薬剤管理指導記録 …………… 75
- 薬剤記録 …………………… 75

ゆ

- ユーザーインターフェース ……… 95
- ユニット …………………… 97
- ユニットシート ……………… 16
- ユニットパス ………………… 21

ら

- ランダム化比較試験 …………… 51
- ランニングコスト ……………… 88

り

- リスク調整 …………………… 55
- リハビリテーション記録 ………… 81
- リハビリテーション実施計画書 …… 81
- リハビリテーション総合実施計画書 … 82
- リハビリ(テーション)・チャート … 22
- リハビリテーションパス ………… 22
- 臨床プロセスチャート …………… 16

れ

- レジメンシステム ……………… 95
- 連携業務 …………………… 154
- 連携のパターン ……………… 149
- 連携のパターン・医療施設 …… 149
- 連携パス …………………… 158
- 連携パスの将来展望 ………… 161
- 連携パスの定義と歴史 ………… 158

あとがき

　日本クリニカルパス学会が設立した1999年は、電子メールが一般化したばかりでスマホはおろか、SNSもなく学会メーリングリストが貴重なパス情報交換の場であった。その後、パスが全国に広まると現場からさまざまなアイデアや形式が生まれ、本邦独自のパス文化が拓かれた。電子パスが一般化した現在、パス機能は現在進行形で変貌を続けており、パス実践者は新たな用語とともに同義語、類似語、語彙とコンセプトの変遷について理解しなければならなくなっている。今や当たり前のツールになったパスに求められるのは、標準化と共有化である。

　10年前の用語解説集初版は、パス伝道者から現場への必死の愛情ポエム集であった。そこから10年を経て改訂した本書は、パス実務者が医療以外のサイエンティストと手を取り、次代のパスクリエイターになってもらうために贈るアイテム集である。機会があればぜひ両方を手に取り、変わったこと変えてはいけないことを味わっていただきたいと思う。

今田　光一
一般社団法人 日本クリニカルパス学会 学術・出版委員会 副委員長

　2016年9月に青森県十和田湖で、第3回クリニカルパスエキスパートミーティングが開催され、グランドデザインが作成された。あくまでも参加者による成果物という位置付けだが、「教育・人材育成」が基盤となり、「学会常設委員会の見直し」が提言された。その流れを受けて、2017年に常設委員会の改編が行われ、「学術委員会」と「用語・出版委員会」が合併して、新たに「学術・出版委員会」がスタートした。その初仕事が、本書『クリニカルパス用語解説集 第2版』である。「企画・教育委員会」の開催する教育セミナーの内容を反映する一方、本書の発行に合わせて「資格認定委員会」の実施する資格認定試験の改訂も行われる。したがって、盛り込む項目の選定だけでなく、解説の一言一句にもこだわった。

　本書を手にする皆さんがクリニカルパスに精通し、その結果としてそれぞれの施設の医療の質が向上することを期待している。

勝尾　信一
一般社団法人 日本クリニカルパス学会 学術・出版委員会 副委員長

クリニカルパス用語解説集 第2版　　ISBN 978-4-86079-088-2

2019年6月27日　第2版第1刷
監　修　　一般社団法人 日本クリニカルパス学会
編　集　　一般社団法人 日本クリニカルパス学会 学術・出版委員会
発行者　　中山　昌子
発行元　　サイエンティスト社
　　　　　〒150-0051 東京都渋谷区千駄ヶ谷5-8-10-605
　　　　　Tel. 03(3354)2004　Fax. 03(3354)2017
　　　　　Email: info@scientist-press.com
印刷・製本　シナノ印刷株式会社

© Japanese Society for Clinical Pathway, 2019